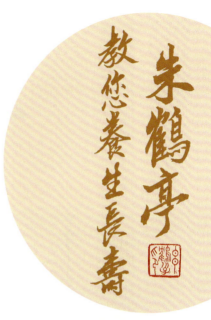

朱鹤亭 —— 著

杜杰慧 —— 编

中医古籍出版社
Publishing House of Ancient Chinese Medical Books

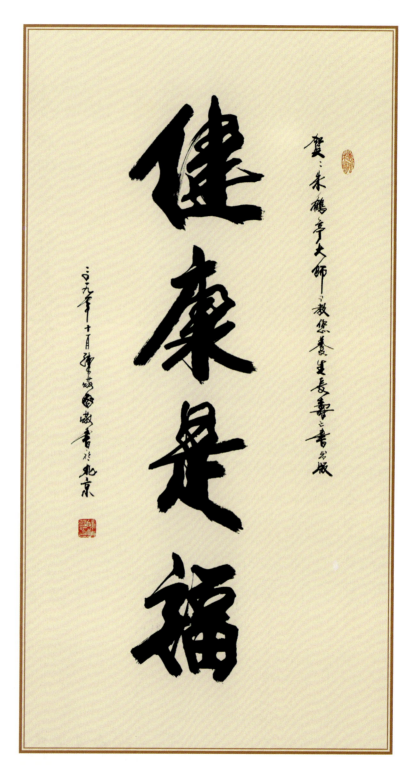

中国书画家协会常务副主席　陈敬国题

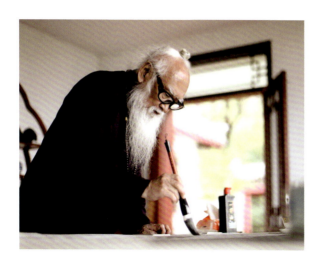

道醫精華

道生一，一生二，二生三，三生萬物，萬物負陰而抱陽，沖氣以為和。醫者父母心，行醫之道本於正心德行，善意良為，道寶醫誠，以人為本，懇切言行，救人疾苦，道醫之道。

上壽之歲 朱鶴亭題

國粹中醫

西醫科學，中醫哲學，兩者智慧，助人健康，服務民眾，幫人強壯，積善成德，民族興盛，一帶一路，大放光芒，不忘初心，國學輝煌，以民為本，國富民強，承前啟後，繼往開來。

上壽之歲 朱鶴亭題

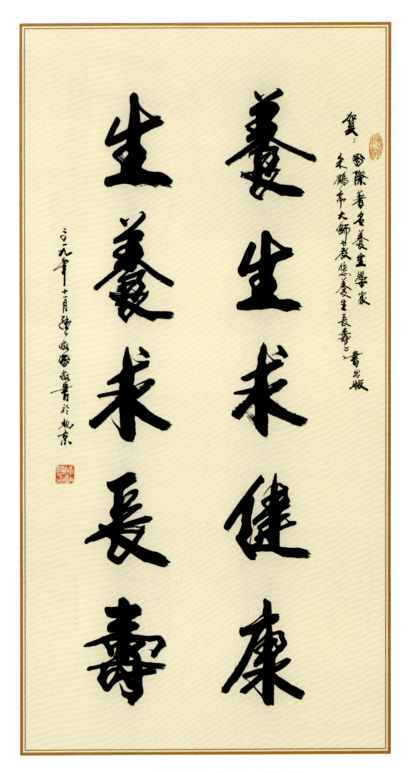

中国书画家协会常务副主席　陈敬国题

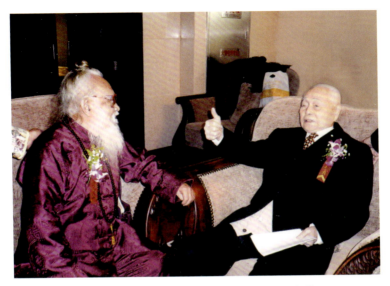

2005年,同原卫生部部长钱信忠交谈医学文化

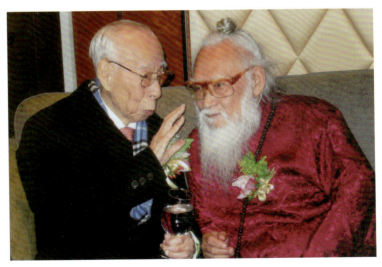

2007年3月18日,与国学大师饶宗颐教授交谈人文学

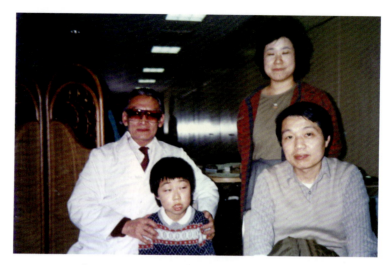

1989年3月21日,在日本神户医院为盲童治疗前状况

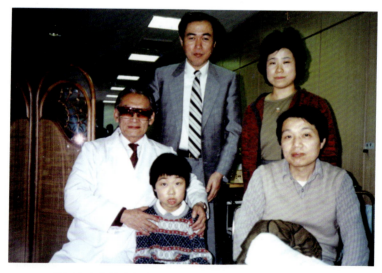

为日本盲童治愈视力回复后合影、后立者神户医院院长

师 徒 缘

朱鹤亭

人生相识则是缘,学识上默契更是缘。一九九二年我出席在新加坡举办的"中医与针灸走向世界国际学术研讨会",结识了中国中医科学院的杜杰慧教授,可谓缘中缘。

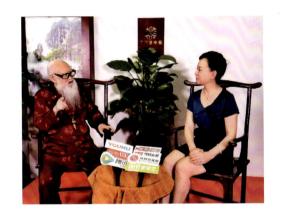

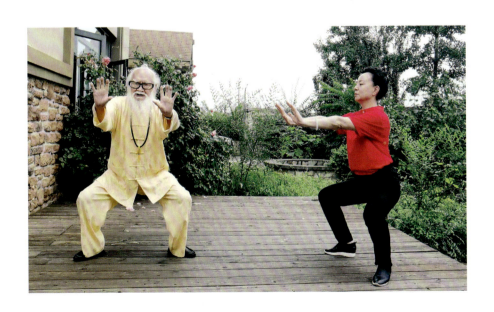

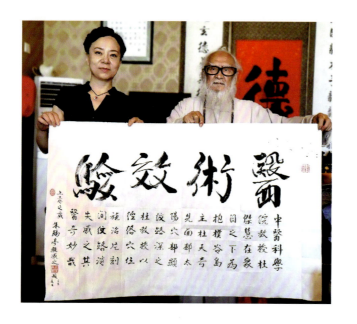

杜杰慧教授系中医学院科班学者，又对道家养生学、堪舆学、道家养生功法皆喜爱且有一定之造诣，故在交谈、论述中，她颇有见地。因而，在交流文化和切磋技艺中，彼此产生了共鸣。在探讨养生理论与实践中，相互启迪和论述见地，对养生的学术和实践，产生了促进作用。故，学术观点和见地，产生了相应的提高，亦升华到在相互交流中，加深了理论性、科学性认识，并在实践中得到共识，后有缘结成师徒关系。我认为，杰慧教授之特点在于，她讲中医理论，有深邃的逻辑性；论实践，却有严谨的科学性。习主席讲"承前启后，继往开来"，杰慧教授在理论研究与医疗实践中，充分体现了这一特点。

昼日习练外呼吸功法
男八次女七次

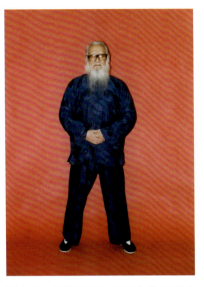

站立位，挺胸收腹，双手合抱置于小腹丹田学位，徐徐吸气，缓缓呼气。男八女七。

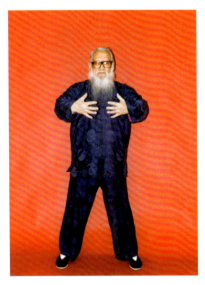

站立位，双手掌伸屈，手心对着两乳胸部，徐徐吸气，缓缓呼气。男八女七。

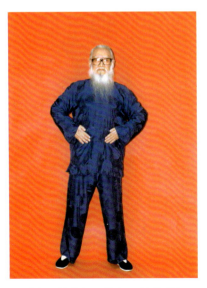

两手掌心按乳部下腹部，徐徐吸气，缓缓呼气，手掌心微微颤动。男八女七。

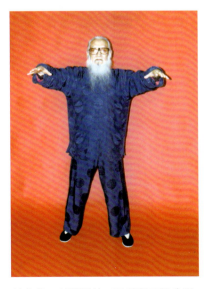

站立位，双臂平伸，双手掌五指分开，手心向下，做深呼吸。男八女七。

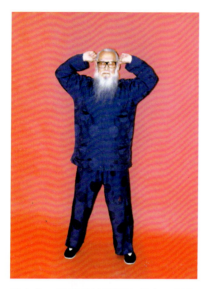

站立位，双手掌按两耳上角窝，拇指揉动，徐徐吸气，缓缓呼气。男八女七。

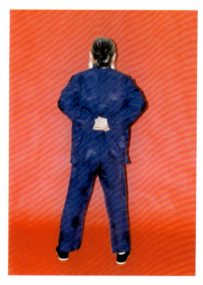

站立位，双手掌合拢，按住命门揉动，徐徐吸气，缓缓呼气。男八女七。

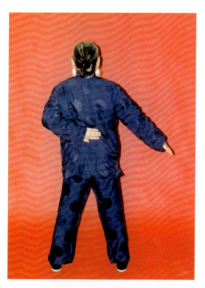

站立位，两首交替，左手按住命门穴揉动，徐徐吸气，缓缓呼气。男八女七。

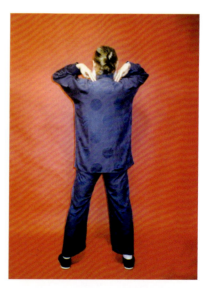

站立位，双手指按住肩井穴揉动，徐徐吸气，缓缓呼气。男八女七。

昼日习练外呼吸功法

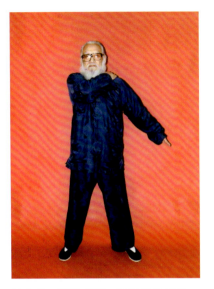 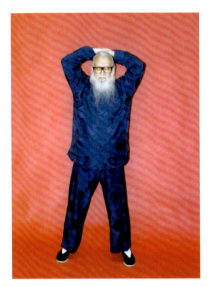

站立位，两首交替，五指按住揉动，徐徐吸气，缓缓呼气。男八女七。

站立位，双手掌心按住百会穴揉动，徐徐吸气，缓缓呼气。男八女七。

晚间习练内呼吸功法
男八次女七次

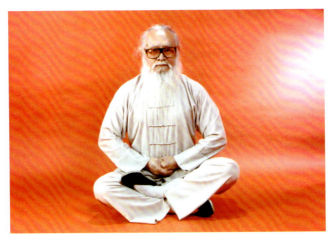

盘膝坐位，双手合拢（见图）置于丹田部位抖动，徐徐吸气，缓缓呼气。男八女七。

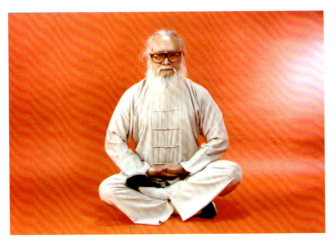

盘膝坐位，双手合拢（见图）置于丹田部位，徐徐吸气，缓缓呼气。男八女七。

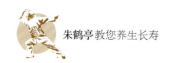

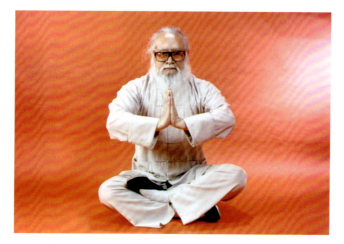

盘膝坐位，双手掌合拢（见图）置于胸部，徐徐吸气，缓缓呼气。男八女七。

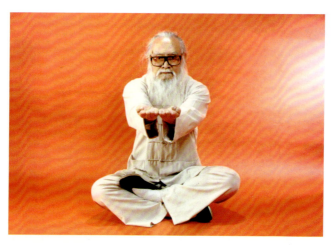

盘膝坐位，双手掌手指并拢握紧平伸（见图）置于胸部，徐徐吸气，缓缓呼气。男八女七。

晚间习练内呼吸功法

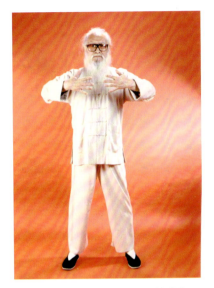

站立位，双手掌平伸五指对住胸部，徐徐吸气，缓缓呼气。男八女七。

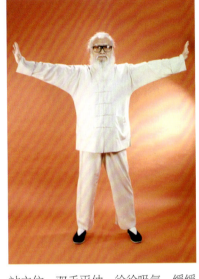

站立位，双手平伸，徐徐吸气，缓缓呼气。男八女七。

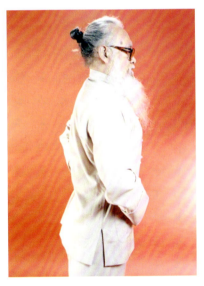

站立位，面向东方，左手按住丹田部位，右手按住命门部位（两首交替），徐徐吸气，缓缓呼气。男八女七。

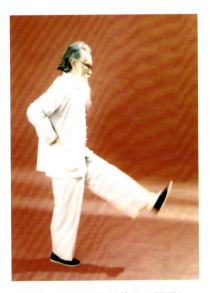

站立位，男左腿向前伸直（见图），双掌按住腰眼部位（两腿交替）徐徐吸气，缓缓呼气。男八女七。

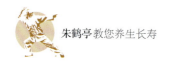

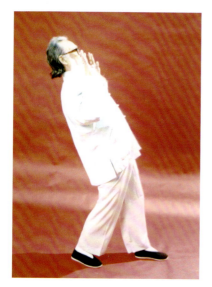 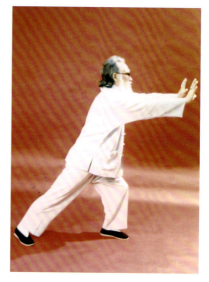

站立位，挺胸后仰，左腿伸直，右腿后蹬，双手臂手掌向上伸屈动作（见图），徐徐吸气，缓缓呼气。男八女七。

站立位，左腿弯曲，右腿伸直，双手掌平伸向前（见图），徐徐吸气，缓缓呼气。男八女七。

呼吸功法功效： 练气修脉，内气充足，经脉通畅，延年益寿。

前 言
延长生命，永不言老

我已到上寿之年，从小在父亲的影响下，接受道家养生文化的熏陶，将道家养生精华与现代中西医知识相结合，潜心研究导引术、按摩、点穴、针灸、中草药、食疗等中医疗法。60余年来，我受邀至世界各地讲学，我希望用毕生精力将中医药文化发扬光大。

从古至今，人们对于"延年益寿"探索的脚步从未停止过。无论是古代对于"修仙长生"的渴望，还是现代对于疾病治愈的研究，永远只有一个目的，那就是延长生命的期限。导引术、针灸、点穴是中医药文化的重要组成部分，也是中医养生的精华所在。

道家是讲"长生不老"的，这里自古以来有一个误解，其实，"长生"是延长生命；"不老"不是"不死"，那是不科学的，不老是永不言老。我们每个人活在世上，都要健健康康的，都要延年益寿！谁愿意自己或者自己的亲人饱受病痛折磨呢？谁愿意自己的亲人早早离开呢？

这本书就是通过食疗、锻炼、针灸等方法给大家传递地地道道的道家养生的一本书。

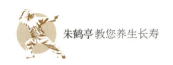

　　道家养生并不神秘，它同样是基于中医理论而生，而又独具特色。说到中国传统医学离不开经络穴位。"经络"是运行气血、联系脏腑和体表及全身各部的通道，是人体功能的调控系统。《黄帝内经》有言："经脉者，人之所以生，病之所以成，人之所以治，病之所以起。"大概意思是指人的起病治病等都与经络有关。书中阐述了经络的功能，如运行气血、平衡阴阳、联络脏腑等。"穴位"，指人体经络上特殊的点区部位，其主要生理功能是输注脏腑经络气血，沟通体表与体内脏腑的联系。《千金翼方》中指出"凡诸孔穴，名不徒设，皆有深意"。不同部位的穴位有不同的功效，历代医学家根据分析不同穴位的部位以及作用来进行不同疾病的治疗。"点穴"是中医传统的治疗方法，通过戳、拍、擒、拿、撞几种不同的点穴方式来进行不同的疾病治疗。

　　导引术是中国土生土长的文化之一，在道家相关书籍中有大量的导引术记载，导引术包括吐纳、行气、布气等等，一直被传承至今，成为现代人们常用的养生方法。针灸不仅是一种养生保健的方法，还是中国特有的治疗疾病的手法，相传针灸诞生于三皇五帝时期，最早由伏羲发明。针灸蕴含着中华民族独特的精神，是经过几千年的不断实践而总结出的智慧，点穴法最初属于中国武术的范畴，俗话说医武不分家，听起来似乎有些故弄玄虚，但这恰恰是传统武术所富有的神秘色彩。在实践中，人们逐渐发现点穴具有疗疾的作用，后来便应用于中医领域并加以研究。

　　人从出生到死亡，只有短短的几十载，但也有无数寿超百岁之人。生命的长度如何？如《黄帝内经》言，如何度百岁乃去？我在青年时期即深深认识到了生命之重，从小在父亲的熏陶之下练习导引术功法，潜心研究道家养生之法，与学者们研究不同派系的养生理论。我是受过高等教育之人，在大学实习期及毕业后经常走访民间，进行各种疾病治疗的探索，收集有效的民间偏方，了解不同地区的风土人情以及不同气候对于人们身体健康的影响。在这漫长的过程中，我将实践与理论相结合、中医与西医相结合、传统精华与现代科技相结合，研究出独特的经络点穴法，不同的疾病与不同的穴位，不同的症状与不同的点穴手法，每一个病例的治疗都经过我的多次试验，这就是不一样的点穴法，不一样的养生之道，从而达到治愈疾病延年益寿之目的。

  这就是我写这本书的初衷，从经络到穴位，从导引术到点穴再到食疗，从养生到疗疾，这是我毕生心血之所获。无论你是否真正接触过传统医学，无论你是年老还是年少，无论你有没有重视过养生，我希望你能从书中得到一些受益终生的启示。

朱鹤亭

2019 年 2 月 10 日

目录

第一章 身动强体魄，心静助长生

第一节　性命双修，益寿延年 / 02
第二节　一静一动，颐养天年 / 03
第三节　七情调和，方会益寿 / 05
第四节　养生之道，不离药补 / 09
第五节　生养之道 / 15
第六节　内养外修，生命不息 / 16
第七节　人欲寿者，养心性神 / 18

第二章 顺四季养五脏，求益寿有何难

第一节　春季养肝，肝风不动则不生百病 / 22
第二节　夏季养心，气血相和心脉有生气 / 26
第三节　秋季养肺，养好肺金身健康心不悲 / 31
第四节　冬季养肾，固元壮骨则春来打虎 / 35

第三章 美丽长驻，健康永存

第一节　消除脸上皱纹，抹去衰老信号 / 42
第二节　去黑斑、黄褐斑，不加"斑"的女人才幸福 / 44
第三节　战"痘"胜利，再复芳容 / 46
第四节　苗条淑女，君子好逑 / 47
第五节　月经准时到，女人无烦恼 / 50
第六节　痛经难言，早治早轻松 / 54

I

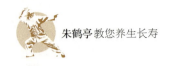

第七节　女子以血为用，闭经不可不治 / 58
第八节　月经来潮如涌，女人伤身殒命 / 61
第九节　女人带下，依五色而治 / 65
第十节　阴冷宫寒，难圆母亲梦 / 70

第四章　男人得健康，家庭有希望

第一节　精满自溢，频则伤身 / 74
第二节　手淫莫频，太过伤身 / 77
第三节　夫妻欢爱，宜常补之 / 80
第四节　早泄，十有八九因心病 / 84
第五节　颐养心神，事业有成 / 85
第六节　腰、背、颈疼，注意舒筋、活络、镇痛 / 88
第七节　养足一身气，远离肺、胃、肠病 / 90

第五章　可怜天下父母心，小儿食疗保平安

第一节　小儿脾虚 / 96
第二节　小儿脾疳 / 97
第三节　小儿伤食 / 98
第四节　小儿气血亏虚 / 99
第五节　小儿长高 / 100

第六章　欲求寿者，必先祛病

第一节　养命必先养心 / 104
第二节　中药降"糖"，效果惊人 / 106
第三节　欲要排毒，先除便秘 / 109
第四节　人活一口气，老人要防咳喘病 / 111
第五节　肝要常疏泄，人要防怒郁 / 113
第六节　除腰腿病痛，走路无须人扶就是福 / 115

第七节　癌症慢性病，不怕须早防 / 117
第八节　腰为肾之府，腰脊疼痛要补肾 / 118
第九节　节欲习剑术，老年人强身健体法 / 120
第十节　道家独有，养益气息法 / 121
第十一节　常见病艾灸方 / 124
第十二节　常见病偏良方 / 126

第七章　人体穴位即是大药，依十二经络可查

第一节　十二经络与运行规律 / 130
第二节　十二经络原穴的作用 / 133
第三节　经脉八会穴，生命不息之处 / 135
第四节　头面部穴位，不仅仅能治疗头痛、眼痛 / 137
第五节　胸腹部穴位，养益肺、胃脏 / 138
第六节　腰背部穴位，五脏六腑皆受益 / 140
第七节　上肢穴位，简单易找疗效好 / 143
第八节　下肢穴位，瘫痪麻痹一招治 / 146

第八章　点穴秘法，养生益寿

第一节　何为经络点穴 / 152
第二节　经络点穴，妙手回春 / 153
第三节　经络点穴健身法，强筋骨，壮元气 / 158
第四节　经络点穴安身法，通经络，调气血 / 163
第五节　经络点穴益寿法，养精气，益长寿 / 166
第六节　经络点穴长寿法，养益精气神 / 168

第九章　道食与道药

第一节　保养肌肤，扁鹊三豆饮 / 172
第二节　核桃芝麻粉，劳心者常食 / 173

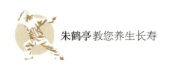

第三节　身体亏虚，桑葚黄鳝汤 / 174
第四节　常食八豆，可与天斗 / 175
第五节　粥养生，从食五米开始 / 177
第六节　冬瓜皮西瓜皮，都是好东西 / 179
第七节　心肾相交，怎能阴虚火旺 / 180
第八节　补虚损，可用"仙人余粮" / 182
第九节　莲有一身宝，常食之赏之 / 183
第十节　饮食宜忌 / 185

第十章　鹤发童颜，大医所成

第一节　崂山道家，父传道医 / 196
第二节　天降大任，必先苦其心志，劳其筋骨 / 197
第三节　衣钵相传，初识点穴 / 199
第四节　超凡脱俗，却与世界相连 / 200

第十一章　星星之火，可以燎原

第一节　世界各处，发扬中医 / 208
第二节　保加利亚之行，一次特殊讲学 / 209
第三节　三赴东京，点穴疗病 / 215
第四节　食物中药，中华国宝 / 219
第五节　中医是中国的，又是世界的 / 222

高山仰止，景行行止 / 227
后记：让生命绵绵不息 / 235

第一章 身动强体魄，心静助长生

性命双修，益寿延年
一静一动，颐养天年
七情调和，方会益寿
养生之道，不离药补
生养之道
内养外修，生命不息
人欲寿者，养心性神

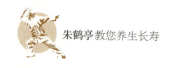

第一节
性命双修，益寿延年

道家思想，是中华民族数千年来形成的独特的思想，而道家思想的核心，就是向往长生不老。说起"长生不老"，其实它的本意并不是现在人们所说的不死不灭，而是相比于常人来讲，生命更长久地存活。基于这一思想，道家数千年来对养生有着极为深入的研究，道家传播的养生法，也是中国古代养生史的重要源流。而中华民族几千年的悠久历史中，道家养生学说和养生方法，为中华民族繁衍生息、强健身心做出了卓越的贡献，它就像一个伟大的宝库，至今这一宝贵的民族遗产仍然闪烁着夺目的光芒。

道家养生，提倡"性命双修"。性，不是现代所说的两性关系的性，它有更高层次的内涵。性，乃天赋之性，表现着人的精神、心理、气质、品性、意志、情趣，以及人性的本能等各个方面。命，乃客观之命，表现着人的生、死、强、弱、智、愚、贫、富以及人命的时运等各个方面。性与命浑然一体，相依相关密不可分。性依命而显神，命以性而显存。修性，就是要修养心、意、性而善养神；修命，则是要修养精、气、神而善养形，从而达到阴阳调和、天人合一。

通俗地讲，就是既要养身，也要养心。为什么要这样说呢？单养身，人就成了行尸走肉；单养心，没有了生命，养心自然无从谈起。

我每天都会接触到各个岗位的、形形色色的人，有的白天在快节奏的工作生活中疲于奔命，有的寻求夜生活的刺激，有的因思想意识不健康对生活消极悲观甚至厌恶抵触社会，有的因经受不住情爱事业的失意或疾病的折磨自暴自弃甚至轻生。

这些其实就是没有性命双修的意识。健康的精神，源于健康的体魄；

健康的体魄、充足的气血又可使精神更为强大，这两者是相生相依的。所以，求精神之健康与体魄之康健者，须善于明达养生之理，方足以明养益生命之要，这时候也才能明白少时勤奋好学、中年成家立业、老时益寿延年的道理。

所以，我们要神静身动。要神静，以求身心泰然；而益健康，要身动，以求气血协调，而养脏腑。

我们要七情协和。人生之喜、怒、忧、思、悲、恐、惊七情，过之则成害，调和则益寿。

我们要顺应四时。春生、夏长、秋收、冬藏。天地是大宇宙，人是小宇宙，顺天应时，方可长寿。

总之，正如玄中子所言：道家养生之道，求之于"清静无为"。乃清其心，寡其欲，静其神，安其形，固其精，养其气。善于养神，应习气凝神，若养之有素，心神凝一，养生增寿之益，必然孕育其中。

第二节
一静一动，颐养天年

人体微循环系统之血管总量占躯体血管之90%以上，因此，促进微循环系统的功能对消除血管壁的废料沉积和扩展血管腔有着极重要的生理保健益处。所以养益气息，进行静、动之功法锻炼，以加强呼吸调节，以增强躯体活动，激活组织细胞之活力，对延缓衰老、预防疾病、抵抗疾病，皆具有良好的作用。

静与动，是对立的统一体。静者，以修养心气，静谧神志，清心养

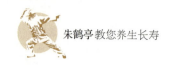

性，和悦神意。动者，可消谷气，活血脉，益气力，强体魄。静动相依，动静相生，相互调节，互相配合，养生之益则可感之于内，健之于内脏，壮之于形体，更有益寿延年之利。

一、养静之法

养静，乃道家养生之道的核心。《庄子·在宥》云："抱神以静，形将自正。"欲养生，需求心静，心静就会神志清新，身心泰然。玄中子言：养生之方，以养静为旨。具体是指：

行住坐卧，舌舔上颚求心静，津液则生。

日起夜眠，泰然自若求神静，气血则和。

腹饥口渴，饮食有节求身静，脏腑则安。

行动谋事，劳逸相兼求形静，筋骨则健。

二、养动之法

养动，乃道家养生之道的方术。道家习之有常的"呬、吹、嘘、呵、呼、嘻"乃是习练呼吸之养动功法，其益在于通畅呼吸，其利在于协调脏腑，所以，肺呬气，肾吹气，肝嘘气，心呵气，脾呼气，三焦嘻气，可谓养动而益养生的有效功法。

养动，乃身有所动，力有所行，身动，则可理气和血，通经活络；力行，则可协调脏腑，舒展筋骨。所以四体常勤常劳，官窍善使善用。强健体魄之利，益寿延年之益，则可寓于其中。

玄中子言：养生之法，以养动为要。具体是指：晨起，东迎朝晖，手掌擦面摩颈七八回。夜眠，仰面正卧，手心搓热摩推腹股沟。清晨，闭口，叩齿，咽津液。夜晚，运目，擦鼻，揉耳垂。

饭后益于百步走，

怒甚益于捶胸背。

言语过多伤元气，

杂事过繁损血脉。

所以，动，求之有方，求之有节，方会益于身心之养，方会合于养生之理。

静者养内，动者养形，养内益于气血之输布，脏腑之活动，经络之传导；养形，益于肌肤的健壮，筋骨的坚实。所以，身内与形表，乃相依相附，相生相成。然而，养静与养动，必然依依相连，生生相关，密不可分，只有静动合一，方可见养生之益。

第三节
七情调和，方会益寿

道家养生的传统观念，乃保持纯正的心灵，维持安定的情绪，协调七情，清心养性而不躁，寡欲养神而不贪。怒、忧、悲、恐、惊、喜、思，乃人生七情。七情的波动，可影响气血的流注，经络的传导，脏腑的活动，津液的输布。所以，七情的变化过甚，则会气血失和，经络失调，脏腑失常，津液失润，以致酿成内伤，导致疾病。《摄生养性论》云："称忧不已，则魂神伤矣""切切所思神则败"。这说明七情过度，则会成害。故，善养生者，常善于调和七情，七情调和，方会益寿。

一、大怒伤肝莫生气

易发怒气者，多因肝气旺盛而上冲，常可产生激怒。怒伤肝，导致肝

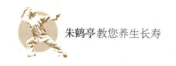

气不舒而致郁，肝郁则不疏达，日久，则使肝气上逆，出现头昏、头痛、目眩、眼花，致肝脏成疾，则出现胸肋疼痛，眼干目涩，倦怠乏力等。所以，克制发怒，平和情绪，乃养生之要。

善养生者，当求心地舒展，情绪乐观。因常怒者，致使肝气郁结。多有猝然成疾之危，为养生之计，不可不制约情绪，善于制怒。怒已生，则应疏泄肝气，化解肝郁，以求健身益体。

1. 保健方法

（1）手中指指腹下推太冲穴，手拇指指腹顺、逆交替，缓揉膻中、内关、气海穴，反复推、揉1～3分钟。

（2）闭目，舌舔上颚，以鼻深深吸气，以口急促呼气，做1～2分钟。

2. 保健效用　舒肝气，理肺气，和心脉。

二、无悲无忧肺气足

易悲善忧者，常使心神不安，情志不宁。而心神不安，情志不和，便往往使脏气和血脉失去协调，而酿成内伤，从而使机体产生生理和病理变化。《黄帝内经·素问·阴阳应象大论》云："忧伤肺""过忧则损也"。悲、忧过甚，则气血壅滞，从而形成精神抑郁，胸闷气闭，终致疾患。

善养生者，当善于化解悲伤，消除忧虑，解悲而不使气沉滞、心拘急，除忧而不使气郁结、肺衰弱。故，化悲解忧，清其心而养血，和其肺而益气，此乃养生之道。

1. 保健方法

（1）双手中指指腹推耳门穴，揉睛明穴，揉迎香穴，拇指指腹揉人中穴。

（2）闭目，舌舔上颚，以鼻深深吸气，以口缓缓呼气。双手掌交替揉推膻中穴、巨阙穴、上脘穴、中脘穴、下脘穴、气海穴。

2. 保健效用　开七窍，和脏腑，调三焦。

三、人受惊恐必伤肾

人受惊，气必滞，心必悸，神必乱。惊甚，气血输布则失调，经络传导则失常，脉道贯通则受阻。人恐甚，神必伤，心必怯。惊恐会使神无所归，心无所依，日久，会使心神不合，气血偏颇，三焦闭塞，终至成病。

善养生者，应求其心境坦然，遇惊求安，遇恐求宁，"精神内守"，这才是养生之法。

1. 保健方法

（1）双手拇指指腹交替按揉大陵、神门、太渊、阳池穴，反复做1～3分钟。

（2）闭目，舌舔上颚，以鼻深深吸气，以口缓缓呼气。左手掌心按摩关元穴，右手掌心按摩命门穴。做1～3分钟。

2. 保健效用　镇静，安神，理气，壮阳。

四、欢喜有度最养心

人生七情，喜者为乐。道家经典著作《太平经》云："乐乃可以合阴阳""元气乐则大昌"，这说明乐可使阳气阴血，输布畅达，流注旺盛；乐可使脏腑之阴与肌肤之阳，协调和缓。所以说，喜之正常，可使气机和顺，血脉流畅。《千金翼方》云："量力谈笑，相欢适，不可过度。"而过于喜乐则可伤心。《黄帝内经·素问·阴阳应象大论》云："久言笑，则伤脏腑。"这说明喜乐过之，亦可自戕而伤心身。故，《养生延命录》云："言谈语笑，能行不妄失者，则可延年益寿矣。"

善养生者，喜当适度而不过，乐须节制而不极，恰如其分，适得其

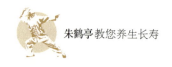

中,方益于养生。

1. 保健方法

(1)盘膝静坐,闭目养神,徐徐吸气,缓缓呼气,10~15分钟。

(2)闭目,双手拇指指腹交替揉按大陵、三阴交穴,做1~3分钟。

2. 保健效用 疏导经络气机,协调气血流注。

五、思虑过甚酿内伤

道家养生观,视"心为血脉之泉""神明之府""思念之源"。故,道家主张意念纯正,心神安宁,情志愉悦。养生当求"修性""炼己""寡忧""少虑"。思虑过度,则会使心血耗损,精神劳倦,气机失调,饮食失常,睡眠不良,意念恍惚,智力衰退,头昏目眩等。故,思之过甚,就会导致气血、经络、津液、脏腑之偏颇,而酿成内伤。

善养生者,须清心而自制,养神而少虑,戒躁急及苦思。善养情志,使脏腑和顺,使心安适,方有益于身强神怡。

1. 保健方法

(1)盘膝静坐,闭目养神,徐徐吸气,缓缓呼气,10~15分钟。

(2)闭目,双手中指指腹按、揉血海穴,双手掌心重叠按揉关元穴,双手食、中、无名、小指尖相对,推拿印堂、神庭、百会、风府穴;食、中、无名小指指腹并拢,按摩头后颈项,反复1~3分钟。

2. 保健效用 养精益血,以补心脏;贯通官窍,以安神志。

《寿世保元》云:"善养生者养内。"养内之道,一养心神,令心思常平静,神意常安宁。二养气血,使气常顺和,血常通畅。三养五脏(肝、心、脾、肺、肾),以饮食滋养而求其补益;六腑(胆、小肠、胃、大肠、膀胱、三焦)以饮食协和而求其通利。四养脉髓,使动静和谐而有节而不妄作，令动静适度有序而不乱为。

善养内方可求身安，身安方可令神宁，神宁方可使意和，意和方可引气顺，气顺方可强精阳。精气神足则身壮盛，养生之益则见之于寿。

第四节
养生之道，不离药补

养生，求身体康健，益寿延年，此乃人生之常情。明代养生学家高濂曰："摄养为重。"故善养生者，应重视摄养，不伤于本，当防于未病，治身避损。神农曰："百病不愈，安得长生。"善于扶正，则能御邪，精于补益，则会强身，生求安和，命求摄养，则可久寿。

药补，一者，补于疾病初愈而病邪未尽，补元气以扶正。一者，补于精气耗损之体质虚弱，补气血以益神。或补病后而强身，或补虚弱之健体。常以补其损，调其亏为则。

药补，当求固本强标，需求因人、因证、因病、因时而治之。以平和为方，以协调为法。

药补，通常以补气补血、壮阳、滋阴为主。

一、补气

凡气短、气喘，食欲不振，神疲力乏，倦怠懒言等，常为气虚证候。

1. 人参：性平、味甘微苦，归脾、肺、心经。

功用：《药性论》云："人参，主五脏气不足，五劳七伤，虚损瘦弱，保中守神。"

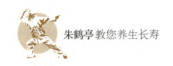

用量：3～9克。

宜忌：畏五灵脂，反藜芦，恶皂荚、黑豆，忌铁器。

2. 黄芪：性微温、味甘，归肾、肺、心经。

功用：《别录》云："黄芪，补丈夫虚损，五劳羸瘦，益气。"《医学启源》云："黄芪，治虚劳自汗，补肺气，善治脾胃虚弱。"

用量：25～50克。

宜忌：畏防风，恶白鲜皮、龟甲。

3. 白术：性湿、味甘苦，归脾、胃、心、三焦经。

功用：《医学启源》云："白术，和中益气，温中，强脾胃，生津液，主四肢困倦，怠惰嗜卧。"

用量：15～50克。

宜忌：气滞胀闷者忌服。

4. 山药：性平、味甘，归肺、脾、胃经。

功用《日华子本草》云："山药，助五藏，强筋骨，长志安神，主泄精健忘。"

用量：15～50克。

宜忌：恶甘遂。

5. 五味子：性温、味酸，归肺、肾、心、肝经。

功用：《本经》云："五味子，主益气，补不足，强阴，益男子精。"

用量：10～25克。

宜忌：恶葳蕤。

二、补血

凡面色萎黄、苍白、心悸、心慌，夜卧不宁、头晕目眩等，常为血虚证候。

1. 当归：性温、味甘，归心、脾、肝、肺经。

功用：《本草纲目》云："当归，和血、补血，治头痛、心腹诸痛，调肠胃、筋骨、皮肤"。《珍珠囊》云："当归头破血，当归身行血，当归尾止血。"

用量：15～25克。

宜忌：畏石菖蒲、海藻、生姜。

2. 熟地：性微温、味甘微苦，归肝、肾、心、脾经。

功用：《珍珠囊》云："熟地黄，大补血虚不足，通血脉，益气力。"《本草纲目》云："熟地黄，填骨髓，生精血，补五藏，通血脉，生须发，长肌肉。"

用量：15～25克。

宜忌：忌萝卜、葱白、韭白、薤白，铜铁器。

3. 阿胶：性平、味甘，归肺、心、肾、肝经。

功用：《本草拾遗》云："阿胶，添精固肾，强力伸筋，治内伤腰痛。"《别录》云："阿胶，治虚劳羸瘦，阴气不足。养肝气，腿酸不能久立。"

用量：15～50克。

宜忌：忌大黄，腹泻者忌用。

4. 何首乌：性温、味甘，归肝、肾、心、三焦经。

功用：《何首乌录》云："长筋益精，益气力，延年。"《滇南本草》云："何首乌，涩精，坚肾气，入血分，治白癜风，皮肤瘙痒。"

用量：15～50克。

宜忌：忌猪、羊肉血，铁器，葱，蒜。

5. 枸杞子：性平、味甘，归肾、肝、肺、心经。

功用：《药性论》云："枸杞子，补益精不足，安神，明目。"《本草述》

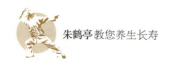

云:"枸杞子,治虚劳,遗精,肺虚,血虚,赤白浊,脚气,咳血,鹤膝风。"

用量:15～25克。

宜忌:泄泻者忌服。

三、补阳

凡手足寒凉,小腹寒痛,尿频清长,大便溏薄,腰膝酸痛,遗精早泄等常为阳虚证候。

1. 鹿茸: 性温、味甘,归肾、肝、心、心包络经。

功用:《药性论》云:"鹿茸,补男子腰肾虚冷,足膝无力,梦交,精溢自出。"《本草纲目》云:"鹿茸,生精补髓,养血益肠,强健筋骨,治一切虚损,晕眩,虚痢。"

用量:5～6.5克。

宜忌:阴虚阳亢者忌服。

2. 肉苁蓉: 性温,味甘咸。归心、肝、脾、命门经。

功用:《本经》云:"肉苁蓉,主五劳七伤,补中,养五藏,强阴,益精气,除阴茎中寒热痛。"《日华子本草》云:"治男子绝阳不兴,早泄,腰膝酸痛。"

宜忌:忌铜、铁器。

3. 淫羊藿: 性温、味甘,归肾、肝、三焦、命门经。

功用:《日华子本草》云:"淫羊藿,补腰膝,强心力,治四肢不任,筋骨挛急,丈夫绝阳不起。"《神农本草经》云:"淫羊藿,利小便,益气力、强志,治阴痿,茎中痛。"

用量:15～25克。

宜忌:口干、便赤,梦遗忌之。

4. 杜仲： 性温、味甘微辛，归肝、肾、肺经。

功用：《本经》云："杜仲，补中益气，坚筋骨，主腰脊痛，除阴下痒湿，小便余沥。"

用量：15～25 克。

宜忌：恶蛇皮、元参。

5. 蛤蚧： 性平、味咸，归肺、肾、肝、心经。

功用：《本草纲目》云："蛤蚧，补肺气，益精血，定喘止咳，助阳道，疗肺痈。"《本草再新》云："蛤蚧，温中益肾，固精助阳，通淋，行血，治疝。"

宜忌：风寒咳嗽不宜用。

四、补虚

凡口咽干燥，腰膝酸软，眼干目涩，头目晕眩，潮热盗汗，少寐多梦，大便干燥等，常为阴虚证候。

1. 麦门冬： 性微寒、味微苦，归肺、肾、心、胃经。

功用：《别录》云："麦门冬，主口干燥渴，消谷调中，定肺气，安五藏，强阴益精，治虚劳客热。"

用量：15～25 克。

宜忌：恶款冬、苦瓠，畏苦参、木耳。

2. 玉竹： 性平、味甘，归脾、肾、肺、胃经。

功用：《日华子本草》云："玉竹，润心肺，除烦闷，止渴，补五劳七伤，治腰膝疼痛。"《本草纲目》云："玉竹，主自汗灼热，脾胃虚弱，男子小便频数，失精，一切虚损。"

用量：15～50 克。

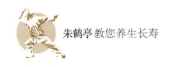

宜忌：畏咸卤，阴病内寒者大忌。

3. 石斛：性平、味甘淡，归脾、肾、胃经。

功用：《药性论》云："石斛，养肾气，益气，补肾积精，除热，治男子腰足酸软，腰痛。"

用量：15～25克。

宜忌：恶巴豆、凝水石，畏僵蚕、雷丸。

4. 龟板：性平、味甘咸，归心、脾、肝、肾经。

功用：《本草纲目》云："龟板，补心肾，益大肠，治腰脚酸痛，止痢，消痈肿。"

用量：15～50克。

宜忌：恶沙参、人参、蜚蠊，畏狗胆。

人体气血之流注，相生相成。阴阳之协调，相依相存，故气虚常兼阳虚，血虚常兼阴虚。因而，补气常兼壮阳，补血常兼滋阴，理气壮阳，可补元气以扶正，和血强阴，可益营血以固本，补益有方，方合于养生之道。

补益药，以"补其不足"为则。有病，应"辨证施治"，不可乱补；无病，宜"以平为期"，不可误补。有病进补，乃以久病虚弱而补虚；无病进补，乃以强身健体而补养。

身体虚极，当峻补，人参乃峻补之药；身体虚弱，当平补，白术、山药为平补之药；身体虚寒，当温补，鹿茸、当归乃温补之药；身体虚热，当清补，麦冬、石斛为清补之药。

治病，应察其虚实，辨其寒热，明其表里，及时而治，不可延误。补养，当望其形态、气血，观其精力、神情，问其劳逸、食色，防患未然。因人制宜。

治病，求人之所需，以君、臣、佐、使而配伍；补养，取补之所宜，以单味、数味而立方。精心于望、闻、问、切，细心于辨证论治，善求于补益之法，诚求于益寿之道，乃达。

第五节
生养之道

人生最宝贵的是生命，生命最珍贵的是健康，健康最可贵的是养生；无可贵的养生，难得珍贵的健康，无珍贵的健康，难得宝贵的生命。生命最珍贵的是生存，生存最可贵的是生活，生活最重要的是生养之道。明生应明养，明养当明孝、明善、明德、明义，知忠心、有信誉，良行善为，生养之道则寓其内。

我前期讲养生之道，随着对养生的进一步深入领悟，突破了之前的认识，首提"生养之道"，将养生升华到人生格局的高度。因此，在多年的行医及养生实践中，我首重思想的健康，侠义、仁爱、行善、忠孝等理念不仅仅是一种品德，更能滋养身体，那种由内而外的滋养不是外在的养生能弥补的。

生养之道，将养生升华到人生格局的高度。养生之道，首在强调养，后再强调生。生养之道重在对生命的认知与尊重。人活在世界上，怎么在生活中、在历程中体现一生？如何面对生命？这是我们首先要认识的。比如贪官污吏，强盗恶霸，即使再有钱，进了监狱，还怎么养？因此，我们首先要树立正确的生命观，正确的人生观，才能真正懂得养之所在。有智慧的人，珍惜健康，爱护生命，希冀延缓衰老而长寿。长寿的深远意义，

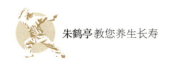

乃树起延年益寿贡献的丰碑。

生养之道，在人情世故，社会活动中，更切合人生，以及生活和生存之道。若无生，何论养；无生之自主、自由，又何论养？芸芸众生在生与养中找到自我，并在生与养中思考何为生？何为养？人生百年如何在生养之中度过，又如何找寻到真正生与养的道理？因为生养之道，是生的精髓所在。

善于保养精力，精壮而健形体；善于保存气力，益气而养心神，不妄耗精，不妄泄气，不妄散神，生养之道，寓于其中。

善生养者，修人之清静、智悟、真善、公正、忠良，则心必泰然，行必光明。心正者心则明，心明者心则安，心安者寿则益。生养之道求乎增寿延年，明悟此道，可谓达也。

第六节
内养外修，生命不息

人的身体是一个有机体，也是一个保持着生理平衡的生态系统。人身的各部组织器官，均有相应的新陈代谢规律。当人身的生理机能失去平衡，或新陈代谢出现失调现象时，人体的生理机能状况及生理功能作用，则会自然与不自然地产生异常。

人之祈求，莫贵于健康，人之渴望，莫过于长寿。而健康与长寿的核心在于身体免疫力量强盛，生理器官功能旺盛，从而，青春得以焕发，精力得以充沛，延年之福，孕育其中。

人体的生理生态系统，受到客观因素的影响而产生变化，或受到主观因素之影响而产生异常，皆可导致生理机能之失调或生理功能之失常。如营养不良、饮食偏颇、好色贪淫、嗜烟酗酒、疲劳过度、起居失节、喜怒无常等等，皆可导致生理生态失去平衡。

《易传·系辞》云："一阴一阳之谓道。"《黄帝内经》曰："阴阳者，天地之道也，万物之纲纪，变化之父母，生杀之本始，神明之府也。"故，阴阳之相互依存、互相制约、相辅相成、相反相成，形成了人体之阴阳盛衰、消长转化之生理生态规律。

心脉功法：午时（中午11～1时），盘膝，闭目，静坐。双手环抱相扣，拇指尖触于内劳宫穴（手掌心，中指、无名指根部），置于丹田部位（脐下三指处），徐徐吸气，缓缓呼气。求心静神安，意畅身舒，以养和心气，补益心机。

脾脉功法：巳时（上午9～11时），站立位，闭目，舌舔上颚，左手掌心按抚中脘穴（胸骨与肚脐连线中央），徐徐吸气，顺时针方向轻缓揉动，缓缓呼气，逆时针方向轻缓揉动。求胃脘宽舒，运化畅达，以协和脾气，促进消化。

肺脉功法：寅时（凌晨3～5时），仰卧位，闭目，舌舔上颚，意守膻中穴（两乳连线正中点）徐徐吸气，缓缓呼气。求肺机宣和，气息协调，以滋补肺阴，增益肺气。

肾脉功法：酉时（下午5～7时），站立位，闭目，舌舔上颚，左右手掌心按京门穴（腰眼部位，第十二肋端末端），徐徐吸气，顺时针轻缓揉动，缓缓呼气，逆时针轻缓揉动。求肾气足壮，肾精充盈，以培补肾阴，强固精室。

肝脉功法：丑时（夜间1～3时），仰卧位，闭目，舌舔上颚，意守期门穴（乳头直下二肋，第六肋骨间隙），徐徐吸气（意守右侧期门穴），

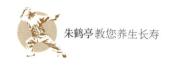

缓缓呼气（意守左侧期门穴）。求肝脉豁达，肝气舒畅，以消滞化瘀，和络筋血。

第七节
人欲寿者，养心性神

中国道家思想的一个核心是向往长生不老。基于这一思想，形成了道家对养生学的研究和养生术的追求。道家传播的养生法术，也就形成了中国古代养生历史的重要源流。在中华民族几千年的悠久历史中，道家的养生学说和养生方法，至今闪烁着民族遗产的夺目光芒。

道家所提倡的养生，以饮膳、养益气息（分静功、动功）、丹药、剑术等为主要内容。而养益气息以静修养神和以动修养形，又在道家整个养生学中，具有主要位置。

道家养生学所遵循的原则，一是养生与自然的结合，使养生与精神形态统一。因而道家的"性命双修"和"精气神合修"的学说，便形成了道家的养生体系。精、气、神合修，是道家修身、养神、强体，以求益寿延年的宗旨。《太平经》云："人欲寿者乃当爱气，尊神，重精也。"

一、养心之道

养心，乃道家养生之旨。《悟真篇》云："人者，道之枢也。"老子"致虚极守静笃"之功夫，皆为养心之道的格言。因此养生之旨，以养心为本。偏颇之心，养之使其正。邪恶之心，养之使其善。浮动之心，养之使其静。虚伪之心，养之使其真。贪婪之心，养之使其公。奸诈之心，养之使其良。善养生者，修养人之公正、善良、真实、安静，心必泰然，行必光明。庄子曰："用心若镜，应物不伤"。心正则心明，心明则心安，心安则益寿。

二、养性之道

道家养生之法，其本在于养性，吕洞宾曰："炼命必先炼性、炼精、炼神，均以此为枢机。"所以，道家的养性之要，就在于"清静无为"。因而，"性命双修"，乃以养性为首要。养性，乃求之于静与定。《史记·老庄申韩列传》云："老子百有余岁，或曰二百余岁，以其修道得寿也。"可见，养生之道，首在养性。《周易参同契》云："将欲养性延命却期。"所以，养性与养生，益寿与延命，是相依相成的。养生之本以养性为首，节房事而养性，养之在精。忍怒怨而养性，养之在气。顺百事而养性，养之在神。绝忧虑而养性，养之在心。劳筋骨而养性，养之在形。修品德而养性，养之在命。善养生者，修养人之精、气、神、心、形、命，其心必安，身必健，养性而至"清静无为"之境，寿命自然可延长。

三、养神之道

养神，为道家养生之要。《生神经》云："身心并一，则为真神。"所以，养神先要养心。使形神相依，而致心神相交，此乃道家养生之法的至高境界。养生之要，养神为贵。保全精力，养神之本。和顺气息，养神之基。修养性情，养神之源。端正心地，养神之根。节制七情，养神之道。强健体魄，养神之法。道家养生之道，系善于养神，使心神凝一，互为其根，互为其养。养生之道，则孕育其中矣。

第二章 顺四季养五脏，求益寿有何难

春季养肝，肝风不动则不生百病
夏季养心，气血相和心脉有生气
秋季养肺，养好肺金身健康心不悲
冬季养肾，固元壮骨则春来打虎

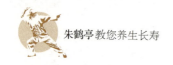

道家养生，遵循的原则有三：一是养生与自然的结合，使养生与天地环境之统一；二是养生与形神的结合，使养生与精神形态之统一；三是与生活的结合，使养生与饮食七情之统一。因而，道家的"性命双修"和"精气神合修"的学说，便形成了道家的养生体系。

道家求益寿，便善于施"行气延年""导引疗疾""蓄精养神""修性养气"；道家求延年，则善于施"丹药治病""食治养生""修命养精""习气养意""练功养形"，持之以恒，坚持不懈，养生之法，益寿之道，油然可见。

大自然，春夏秋冬之变化，人生中，生老病死之变异，既有其外因的联系，又有其内因之相关，故，养生之道，重在内外相连，外内相关。

《本草求真》云："食物虽为养人之具，然亦有于人藏府有宜与不宜。"崂山道士玄中子养生饮膳之论：善养身心，饮膳须知自检，顺乎四时之令、节气之变为宜；善修功法，饮膳须知自调，而合乎五藏之养、经脉之气为宜。善饮膳，方足以壮气；善饮膳，方足以毓神；善饮膳，当以应季节，合于藏府，养育生机，此乃养生之道也。

第一节
春季养肝，肝风不动则不生百病

春季及阳气上升，发育万物之节气。春季之养生，在于吸收春阳和暖之气，以助生理机能之生发，以顺应春之阳气，活动肌肤，舒展筋骨，协和脏腑，以受应春阳之气。春阳上升，应协调阳气而抑制肝阳上亢，滋长肝木而除热以熄肝风，此乃春季保健之要。

一、饮食之法

方剂：龟板 25 克，女贞子 15 克。

龟板、女贞子，共入砂锅内，加水 5 小饭碗，武火煎开，文火煎 50 分钟。每日服 1 次，每次服三分之二碗。每服 3 日，停服 5 日。

龟板，归肝、肾二经。女贞子，入肝、肾二经。二味相合，具有滋肝养阴、补肾益阳之效用。

二、春季常食

春季，阳气上升，万物苏生，顺应节气以养生，乃强化生机之要。冬去春来，因寒冬季节，人多食厚腻，热性食物，人多厚衣取暖，易积燥热于身心，春发之季，便多发宿疾、陈病，春阳之时，便多显倦怠困乏。故，春季善食凉性食物，以化解壅滞于脏腑之热结、痰涎，此乃强健身体之法。

（1）萝卜：性凉，味辛、甘。清热生津，化痰止咳，利小便，益脾和胃。

（2）竹笋：性寒，味甘。除烦热，止口渴，消喉痹，止痰喘。

（3）冬瓜：性微寒，味甘。消热除烦，祛痰镇咳，利水。

（4）梨：性凉，味甘、微酸。清热生津，润肺，化痰。

（5）荸荠：性微寒，味甘。消食开胃，化痰，止渴，去胸中实热。

（6）无花果：性平，味甘。滋肺利咽，益胃通便。

（7）粟米：性凉，味甘。除胃热，益脾养肾，止消渴。

（8）小麦：性凉，味甘。养肺益脾，补中益气，止渴。

（9）胡萝卜：性平，味甘。补益脾胃，舒肝明目，清热、利肠。

（10）山药：性平，味甘。健脾益肺，助消化，养肾气。

（11）芹菜：性凉，味辛、甘。清胃除热，平肝明目，利水。

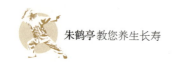

（12）荠菜：性微寒，味甘。补益脾胃，除热，清肝，明目。

（13）猴头菇：性平，味甘。补脾益胃，消瘀滞，化痈瘘。

（14）薏苡仁：性微寒，味甘、淡。健脾胃，解拘挛，清肝热。

（15）赤小豆：性平，味甘。健脾除湿，清热解毒。

（16）花生：性平，味甘。健脾和胃，润肺化痰，益血补虚（宜煮食之）。

（17）芝麻：性平，味甘。补肝肾，养精血，润肠。

（18）乌鸡：性平，味甘。健脾胃，补肝肾，清虚热。

（19）猪肝：性平，味甘。补肝养血，祛眩润目。

（20）羊肝：性平，味甘。养肝明目，适宜肝虚、目暗。

（21）鲍鱼：性平，味咸。补肝明目，滋阴除热。

饮食五味，合于五脏，则各有所宜。肝主味酸，而酸多则伤脾，脾伤，精微之运化则失调。故平肝养脾，乃春季养生之道。

阳春，乃春华之季，迎春之时节，化痰结之郁，以利疏泄，清肝阳之亢，以和肝气，乃春季养生之益。

春属肝木，其食味酸。饮食五味，各归五脏，五脏之相生，则得其养，五脏之相克，则失其养，故，饮食其味，各随其脏，方益于食养。

唐代道人、名医孙思邈云："春月少酸，宜食甘。"其意在于，春为肝木，主酸。春当减食酸味，益食甘味而养脾土。因肝木盛易克脾土，故抑肝木、和脾土使五脏相和，方益于养生。

三、春季道家名方推荐

1. 玉清三果

道家相传，天庭有九仙、九真、九圣。三九二十七位神仙，居于三境，即玉清圣境、上清真境、太清仙境也。玉清三果，乃道家养生食方，食方之名，源于道家相传典故。食方味相配，具有清热生津、润燥化痰、宽胸、明目之功用。

食方：梨子1个，荸荠7个，无花果3个。

方义：梨子性凉，味甘，有润肺、化痰、生津、清热之功用；荸荠性微寒，味甘，有利湿、除热明目之功效；无花果性平，味甘，有滋肺利咽、益胃通便之功能。春季阳升，习气练功，所食，宜于通肺气而畅达，除湿热而生津，舒肝气而养筋，健脾胃而得养。故，饮食得益，方利于健身。

食法：将梨子、荸荠、无花果切成丝（荸荠需用开水浸烫），加冰糖、芝麻酱拌食。

注：荸荠、无花果、梨乃秋中、秋末、冬初之鲜果，宜贮存备食。

2. 五养仙液

道家以春养脾、夏养肺、秋养肝、冬养心、四季养肾为养生之道。道经云："五藏得养，百病不生，可以长生矣。"五养仙液，乃道家养生食方。食方之名，源于道经五养。方中食味相配，有益肝、养脾、清热、生津之效。

食方：青萝卜1个，藕1段，苹果1个，芹菜8根，菠菜7棵。

方义：青萝卜益脾和胃，清热顺气，生食生津。《本草纲目》谓："萝卜，乃蔬中之最有益者。"清代《植物名实图考》云："冬飙撼壁，围炉永夜，煤焰烛窗，口鼻炙黑，忽闻门外有卖水果萝卜赛如梨者，无论贫富髦稚，奔走购之，唯恐其过街越巷也。"藕补益脾胃，清热生津。《本草纲目》曰："藕乃灵根。"苹果健脾和胃，清热止泻。《滇南本草》云："苹果炖膏，通五藏六府，走十二经络，调营卫而通神明。"芹菜平肝清热，健脾益胃。《随息居饮食谱》云："芹菜祛风明目，清胃利咽。"菠菜养肝明

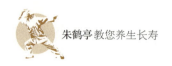

目，生津润燥。《随息居饮食谱》云："菠菜开胸膈，通肠胃，滋阴养肝。"青萝卜、藕、苹果、芹菜、菠菜等，春季食之，宜于舒肝气而养脾气，平肝益脾而协调生克。习气练功，求之肝木泄而不郁，脾土健运而不滞，健身之益，则孕育其中。

食法：将青萝卜、藕、芹菜、菠菜等，开水烫之，绞汁，加冰糖，菊花水，分午、晚饮之。

四、锻炼之法

（1）站立位，挺胸收腹，目视正前方，以鼻徐徐吸气，以口缓缓呼气，做1～3分钟。

（2）双手掌心搓摩章门穴、京门穴、期门穴（顺逆时针方向交替施术），做1～3分钟。

功用：此法可舒肝以化瘀滞，除热以息肝风。春季，风虽暖，却有春寒，所以，春三月，须避春寒，民间谚语云："吃了端午粽，才把棉衣送。"说明人体适应自然气候之必要性。故，春和日暖之时，应防春寒酿患；寒温交织之时，宜善激发生机。

第二节
夏季养心，气血相和心脉有生气

夏季及阳气修长，万物茂盛之季节。夏季之养生，在于吸收夏长华实之气，宣通华秀之阳气，疏泄肌肤腠理，促进气血周流，增强脏腑活动，以应夏气之煦养。心属火，于季节为夏，在形体为血。炎夏宜强化心脉之生机，促进血液之输布，贯通血脉之畅达。

一、饮食之法

方剂：小麦 50 克，莲子 50 克，菊花 15 朵。

莲子、小麦，共入砂锅内，加水 5 小饭碗，武火煎开，文火煎至八成熟时，加入菊花，煎至可饮为度。每日服 1 次，每次服三分之二碗。每服 5 日，停服 5 日。

小麦，归心、脾、肾经；莲子，归心、脾、肾经；菊花，归肝、肺经。三味相合，具有滋养心、肝，安神、健脾，清热，明目，益肝之功效。

二、夏季常食

炎日盛暑，当戒之阴湿而养生，此乃增益生机之要。春去夏来，因暖春季节，乃阳气上升而温暖，进入酷夏，则阳气炽盛，人常带暑热汗湿，闷烦之劳而度日生息。故，夏月饮食，难以调理。盛暑，人喜冷凉之饮，人偏于杂食。但长夏潜伏阴气，饮膳则宜少食生冷，防入秋多患腹泻痢疾。因之，夏季不宜贪吃冰凉、生冷，以免湿热瘀滞于经脉。生冷热炙，蕴结于脏腑，以至诱发秋痢。善食素淡以健脾和胃，节食酸味，以通利运化；少食炙腻，以戒湿热，此乃应季节进食而健身益体之法。

（1）藕：性凉，味甘。补益脾胃，消热除烦，生津止渴。

（2）茭白：性凉，味甘、淡。调脾胃，除烦热，利尿除湿。

（3）茄子：性寒，味甘。清热，凉血，散瘀，利尿，解毒。

（4）黄瓜：性凉，味甘。清热利水，生津止渴，清火解毒。

（5）草菇：性凉，味甘。补脾益气，和胃清热，解暑热。

（6）小麦：性凉，味甘。养肝益脾，补中益气，止渴。

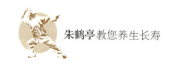

（7）粟米：性凉，味甘。除胃热，益脾养肾，止消渴。

（8）绿豆：性凉，味甘。除烦渴，解暑热，利尿除湿，解毒。

（9）西瓜：性寒，味甘。健脾和胃，清热解暑，生津止渴，除烦利水。

（10）八月瓜：性寒，味甘。益脾胃，疏肝气，散瘀结，清热生津，利尿。

（11）牛肉：性平，味甘。补脾土，和胃气，益气血。

（12）鲫鱼：性微温，味甘。健胃补脾，利水除湿。

（13）萝卜：味辛、甘，性凉。益脾和胃，清热顺气，消食生津，润肺化痰。

（14）大头菜：性平，味辛、甘。健脾开胃，利水除湿。

（15）茼蒿：性平（生食性凉），味辛、甘。安心气，养脾胃，清暑热，利小便。

（16）芹菜：性凉，味辛、甘。清热，平肝，利尿，健胃。

（17）菠菜：性凉，味甘。清热养肝，生津止渴，滑肠润燥。

（18）百合：性寒，味甘。补中益气，清心安神，润肺止咳。

（19）香蕈：性平，味甘。益脾胃，补肺气散瘀结。

（20）木耳：性平，味甘。润肺养胃，凉血滑肠。

饮食之道，求食物性味归入脏腑而生益，求脏腑气血受纳食物而得养，方利于健康。心主味苦，苦甚则伤肺；肺伤，气机之输布则失调。故，安心而养肺，乃夏季保健之要。暑夏，乃生长之季，盛夏之时令。化湿热之结，以利运化；健脾和胃，以益精微之输布，此乃夏季养生之要。

夏属心火，其食味苦，饮食五味，合于五脏，食味与脏气则相和而养身体；饮食五味不宜五脏，食味与脏气相克则损健康。故，饮食求养生，方合饮膳之道。《周礼·食医》曰："夏月，宜减苦味，而增辛味，以餐肺。"夏为心火，主苦。夏季宜减苦味之食，而增辛味食物，以此滋养肺金，因心盛则易克肺。故，平心火而补肺金，乃夏季食养之法。

三、夏季道家名方推荐

1. 交梨火枣

道家相传，"交梨火枣"，神仙所食之仙果。道经云："玉醴金浆，交梨火枣，食之，飞腾成仙也。"交梨火枣，乃道家养生食方。食之名，源于相传典故。方中食味相配，有健脾和胃、清热除湿、润肺化痰之功用。炎夏酷暑之季，习气练功之时，食健脾胃以运化，清烦热以消燥湿之饮膳，可协调脏腑，安顺身心，以利习练功法。

食方：红枣 40 枚，梨 5 个，山药 5 段（寸许 1 段），赤豆 250 克。

方义：红枣有健脾养胃、补中益气、补益五脏之功，梨有润肺生津、清心热、化痰湿之效，山药有补益脾胃、益气利咽之益，赤豆有健脾去湿、清热利水之利。入夏，冰凉生冷之饮，宜有节制，多饮则助湿，常酿症而发于秋；肥腻油酥之食，宜有所减，因多食则伤脾。故，夏季，善调饮膳，方益于养生。

食法：将红枣、梨、山药、赤豆共入瓷罐或砂锅之中，加水 1500 毫升，文火煎之。熟后，做成泥浆，加冰糖，分早、晚食之。

注：①红枣、梨、熟后去皮核。②煎煮时，加菊花 5 朵，熟后取去花蒂。

2. 三光生辉

道经云："天有三光，日、月、星辰也。"三光生辉，乃道家养生食方，方名乃源于道经"三光"之说。方中食味相配有养心神、开胸膈、滋肺阴、生津液、益气力、健脾胃之功用。食味精微之化生，可益于心肺，利于生机。和脏腑而通气血之效益，食之可见。

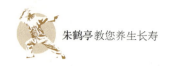

食方：藕 3 节（寸许 1 节），竹荀 3 段（寸许 1 段），银耳 3 朵（大者 3 朵，小者 5 朵）。

方义：藕归入心、肝、脾、胃经，有益神、益气、除烦热、健脾胃之功效。唐代著名食医孟诜谓："藕，乃神仙之食，功不可说。"竹荀，归入肺、肾、脾经，有开胸膈、降浊气、清肺化痰、除热利尿之功用。道经云："服日月之精华者，得以常食竹荀，竹荀乃日华之胎也。"银耳，归入肺、脾、肾、胃经，有滋阴润肺、养胃生津、止烦渴、解倦怠之效能。夏季，宜减苦增辛，宜食清心养肺之食物。习气练功，须养肺气而强化气机，当平心气而和顺心血。故，饮膳宜清淡而有补益之功，宜滋养而有调节之效。食之有方，受之有利，方有益于身心。

食法：将藕、竹荀、银耳置入瓷罐或砂锅之内，加水 2000 毫升，文火煎煮至 1000 毫升，分早、中、晚食用。

注：①藕、竹荀宜切成片。②煎时，加冰糖，加菊花 3 朵。

四、锻炼之法

（1）站立位，挺胸收腹，目视正前方，以鼻徐徐吸气，以口缓缓呼气，做 1～3 分钟。

（2）双手掌心交替按摩气海穴、少海穴、血海穴（顺时针方向施术），每次做 1～3 分钟。

功用：补气，增强气之流注以宣通气息；和血，促进血之输布以灌通血脉。使气血相和，以强化心脉之生机。夏季，天虽热，却生湿，所以，夏三月，需防犯于湿热，避免阴气侵袭机体，而生疮疡。

第三节
秋季养肺，养好肺金身健康心不悲

秋乃萧瑟之季，时令之秋，寒气上升，阳气下降，因而，萧秋宜收敛神气，润养肺气，避秋气之肃杀，应阳和之气息。肺属金，于季节为秋，在人为气。养收季节之秋，霜降则始生寒，阳气渐衰而藏于阴，因而，协调气息，使气平和，方可和缓秋凉而养肺脏。

一、饮食之法

方剂：黄精25克，百合20克，山药15克。

黄精，归肺、脾、肾经；百合，归肺、心经；山药，归脾、肾经。三味相合，具有润肺、养血、化痰、止咳、补脾、滋阴之功用。

将黄精入砂锅，加入5小饭碗水，武火煎开，文火煎20分钟，取去黄精，加入百合、山药，文火煎30分钟。每日服1次，每次服三分之二碗。每服3日，停服3日。

二、秋季常食

秋季，阴气初盛，万物收藏，顺属节气以养生，乃调节经脉、摄养气血，以增强生机之要。夏去秋来，因盛暑人多食凉并杂食，致冷热相搏，病邪伏内。入秋之后，饮食调理不善，夏令时节，积于身内之湿热，常可发于诱因，致使疟、痢病症发于秋。因而，秋令时节，应平顺秋气，滋养肺阴，宜和秋燥，消疟止痢，乃食方之宜。

（1）萝卜：性凉（熟者甘平），味辛、甘。益脾胃，消积食，清热生津，化痰止咳。

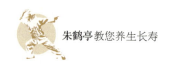

（2）胡萝卜：性平，味甘。补脾下气，补肝明目，清热解毒。

（3）芹菜：性微寒，味甘。滑肠润燥。利二便，清热，解毒。

（4）洋芋：性平，味甘。滋养虚损，补益脾胃，滑利通便。

（5）山药：性平，味甘。养脾胃，润肺，补肾，益气。

（6）银耳：性平，味甘。滋阴，润肺，益肠，和胃。

（7）蘑菇：微寒，味甘。补脾胃，润肠燥，化痰。

（8）黄豆：性平，味甘。补虚健脾，益血脉，强筋骨，利湿。

（9）胡桃仁：性温，味甘。补肾阳，养肺，敛肺，润肠通便。

（10）南瓜子：性平，味甘。补脾益气，润肺燥，止咳嗽，驱虫。

（11）甜杏仁：性平，味甘。润肺燥，止咳喘，滑肠道。

（12）鲈鱼：性平，味甘。滋脾胃，补肝肾，益筋骨。

（13）银鱼：性平，味甘。益脾和胃，养心血，安神，养肝。

（14）红枣：性微温，味甘。健脾胃，养心血，安神，养肝。

（15）罗汉果：性凉，味甘。清肺，止喘咳，利咽喉，润肠燥。

（16）橘子：性平，味甘、酸。润肺，益气，生津止渴。

（17）苹果：性凉，味甘、微酸。益脾胃，清烦热，助消化。

（18）桑葚：性微寒，味甘、酸。滋肝养肾，滋阴补血，利肠润燥。

（19）猕猴桃：性凉，味酸、甘。除胃热，止烦，除湿热。

（20）杨桃：性寒，味甘、酸。除热生津，利咽止渴。

（21）柠檬：性微寒，味酸、微甘。除积热，生津液，化痰止咳。

（22）橄榄：性平，味甘、酸。润肺脏，利咽喉，解毒。

（23）山楂：性微温，味酸、甘。健胃消食，利血脉，化瘀滞，养心神。

（24）葡萄：性平，味酸、甘。补肝益肾，养血脉。

饮食五味，归入五经，经得其养，肺主味辛，辛盛则伤肝木，肝木气弱则疏泄不畅，而损及肺气之周流。故，益肺养肝，乃秋季食养之道。肃秋，乃秋实之季，寒秋时令，多发陈疾。故，安养肺气，使肺阴收敛而定喘咳，令肺气肃正而止泄漓，以食养之，可谓良方。

秋属肺金，味主辛、饮食五味，入肺则须润养其金，化生津液以利气机之输布。肺金克肝木，辛盛则伤木，酸多则伤脾。故，"秋宜减辛增酸以养肝"。肺乃气之主，肺气充盈，方益于润濡五脏而帅血行，方利于强健皮毛而御风寒。故，肃之秋，宜食甘而养金，和脾土而生肺金，此乃善食之道。

三、秋季道家名方推荐

1. 玉池灵根

《黄庭内景经》云："口为玉池太和宫。"《黄庭外景经》云："玉池清水灌灵根。"道家以口为玉池。"玉池，乃舌下之津池也。口张则扬波，闭则呼吸，生津以润体，而灌灵根也。""玉池灵根"乃道家养生食方，食方之名，源于道家道经之论。食物相配，可益肺而生津，健脾而利湿，滋肝而补肾。

食方：冬瓜1个，甲鱼3两，鲜山药3两，白果21个。

方义：冬瓜利湿，清心火；甲鱼滋阴，补肝肾；山药益肺，利咽，补脾胃；白果补肺，止咳。秋季，乃收藏节气，习气练功，所食须宜于宣和肺气，利于健脾和胃，利咽生津，滋阴化湿，食之方有益，方益于强身。

食法：将甲鱼、山药切成块状，白果剥去皮，放入冬瓜之内，加水至五分之四处，蒸食，益气，生津止渴。分早中晚食之。

注：①冬瓜肉同时食之。②加盐适量，菊花3朵，黄酒少许，蜂蜜适量。

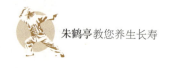

2. 三气升华

《黄庭内景经》云:"生人之初有三气,曰太玄、太元、太始,生上、中、下三部,形从气生,三气徘徊得神明。"《三气升华》曰:"乃道家养生食方。食方之名,源于道家之论。食方之味相配,具有补脾、益肺、养肝之效用。"

食方:山药 150 克,松子仁 15 克,黑芝麻 10 克。

方义:山药入脾、肺、肾经。有健脾、益肺、滋肾之功用。《日用本草》谓:"补五藏。"松子仁入肝、肺、大肠经。有养肝、滋肺、润肠之功效。《本草经疏》谓:"润五藏。"黑芝麻入肝、肺、肾经,有养肝、补肺、滋肾的功能。《日华子本草》谓:"养五藏。"《本草纲目》云:"仙家食品尔。"秋季乃华实、收藏之节令。习气练功,食宜求壮肺气、舒肝筋、益脾肉。肺气充沛,气机输布则通畅,肝气疏泄,筋脉伸展则豁达;脾气健运肌肤功能则强健。故饮膳之益,乃增强体魄之至要。

食法:将山药(切片)、松子仁(去壳)、黑芝麻同入瓷罐或砂锅内,加水 2500 毫升,文火煎至 1000 毫升,分早、晚食用。

注:①加冰糖适量。②菊花 3 朵。

四、锻炼之法

(1)站立位,挺胸收腹,目视正前方。以鼻徐徐吸气,以口缓缓呼气,做 1~3 分钟。

(2)双手掌心交替按摩中府穴、云门穴、大包穴、命门穴,做 1~3 分钟。

功用:宣和肺气,以润肺机;通达脾气,以利健运;补益肾阳以壮精气。秋乃养收之季,霜降则始生寒,阳渐衰而藏于阴,养生之道,宜收敛神气，使气自平，和缓秋凉。

第四节
冬季养肾，固元壮骨则春来打虎

寒冬，冰天雪地，万物收藏。严冬，乃闭藏之季，万物蛰藏。值此节令，人宜防避寒冷，多沐浴阳光，摩擦肌肤，活动躯体、肢节，呼吸吐纳，以御阴寒。肾属水，于季节为冬，在人为骨。冬令闭藏，宜密固肾气，勿伤筋骨、肢节；宜养营血，勿伤于冰冻、寒邪。

一、饮食之法

方剂：菟丝子 25 克，胡桃 20 克，杜仲 15 克。

菟丝子，归肾、肝经；胡桃肉，归肾、肺、大肠经；杜仲，归肾、肝经。三味相合，具有补肾、助阳、补肺、壮腰、强健筋骨之功效。

将菟丝子、杜仲同入砂锅，加水 5 小饭碗，武火煎开，文火煎 30 分钟后，滤取药液，再加水两小饭碗，文火煎 30 分钟后，滤出药液，两次药液合并，加入胡桃肉，煎 30 分钟。每日服 1 次，每次服三分之二碗，每服 5 次，停服 5 日。

二、冬季常食

冬乃严寒季节，闭藏之时令。人当因气候之变，而审时摄取食物以养生。秋去冬来，因秋风萧瑟而养收，季节干燥而蕴湿，故入冬之后，当益肺金养肾水以利渗湿，应养肾水，益肝木，以利疏泄。因而，养生，须善

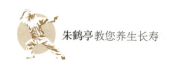

择食，摄食得宜，方益于养生。冬月寒冷闭藏，宜驱寒生热，补肺养肾，肾得其养，以生肝木，则冬藏春发应乎四时，此乃康健之本。

（1）洋葱：性微温，味甘、微辛。进饮食，健脾胃，理气宽中。

（2）芥菜：性温，味辛。温中散寒，宣肺化痰，开胃利气。

（3）萝卜：性凉（熟者性平），味辛、甘。益脾胃，消食下气，清热化痰。

（4）胡萝卜：性平，味甘。补脾健胃，益肝明目，下气利肠。

（5）甘蓝：性平，味甘。健胃，止痛，利五脏，明耳目。

（6）洋芋：性平，味甘。健脾胃，补虚损，厚肠胃，止热咳，利肠道。

（7）平菇：性微温，味甘。益脾胃，祛湿邪。

（8）番木瓜：性平，味甘。益脾和胃，助消化，驱虫。

（9）羊肉：性温，味甘。补虚劳，壮腰膝，暖肾助阳。

（10）雀肉：性温，味甘。补肾阳，益精髓。

（11）百合：性微寒，味甘、微苦。润肠燥，清痰咳，除热烦。

（12）栗子：性温，味甘。补肾脏，强腰膝，健脾益气。

（13）莲子：性平，味甘。养心安神，益肠胃，固精气，补虚损。

（14）枸杞子：性平，味甘。养肝明目，补肾益精，强筋骨。

（15）柿子：性凉，味甘、微涩。清肺燥，化痰热，养阴润肠。

（16）大枣：性微温，味甘。养心血，补脾胃，益肝，补虚。

（17）龙眼：性平，味甘。养心安神，健脾补血。

（18）糯米：性微温，味甘。补益脾胃，温中益气。

（19）黄鳝：性温，味甘。补虚损，益精血，强筋骨，祛风湿。

（20）淡菜：性温，味甘、咸。养肝益血，补肾益精，利五脏。

（21）鲲鱼：性平，味甘。补胃益脾，充精液，益气力。

（22）玉米：性平，味甘。健脾和胃，益心养血，利小便。

（23）白扁豆：性微温，味甘。健脾胃，补虚益肾。

（24）黑豆：性平，味甘。补肾滋阴，健脾除湿，补虚损，长肌肉，解毒。

（25）胡桃肉：性温，味甘。补肾阳，益命门，润肺肠，补养气血。

朔风寒冬，乃严峻之季，以热性御其寒，以五味之养，濡润敛藏之肾气，方利于强壮筋骨，补益阴精。《黄帝内经·素问·金匮真言论》云："藏于精者，春不病温。"故，冬之食，宜补益脾肺，养益肾精，保养得益，以迎阳春。

孟冬，天地之闭藏；仲冬，天地之寒盛；季冬，天地之闭寒。人常因势而求生活之益，饮食五味，应因季节而食养，此乃顺应自然以养生，合乎脏腑而食养。故，善食之道，当以固本养内，强标养形为要旨，所以善食五味者，乃达。

三、冬季道家名方推荐

三九严寒，万物闭藏而衰，值此季节，人当温养心肺而补益气血，滋补肝肾而补养筋骨。冷冻时令，心脉肺气为衰，饮膳宜滋肺养心，调理脾胃以助运化；冰雪之季，寒气侵袭筋骨，饮膳宜健脾补肾，通经活络以养机体，此乃寒冬季节养生之法。

1. 玄真迎春

按：晋代道家名士葛洪《抱朴子·仙药》云："服玄真者，其命不极。""玄真迎春"乃道家养生食方，食方之名，源于《抱朴子·仙药》之说。方中食味相配，合于冬令时节摄生之法。方中食味相合。道家相传，乃消疫气、驱阴寒、润肌肤、壮气益精，扶正升阳之方。

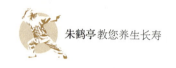

食方：黑豆 40 粒，枸杞子 24 粒，红枣 7 枚，山药 5 段（寸许 1 段），玉米 50 克。

方义：枸杞子入肝、肾经，补肝肾精血，强壮筋骨；山药入脾、肺、肾经，益肺肾精气，补脾和胃；红枣入脾、胃经，润心肺，怡面色，生津液，调气血，和脾胃；黑豆入肾经，补肝肾而养阴，健脾胃而利湿；玉米入脾、胃、肾、心经，健脾和胃，利小便，益心养血。冬季，习气练功，食宜补肾益精，强筋健骨，健脾和胃，和气血，以养生机。

食法：将黑豆、枸杞子、红枣、山药、玉米同入瓷罐或砂锅之内，加水 2500 毫升，文火煎煮，分早、晚食之。

注：加饴糖适量、菊花 3 朵。

2. 元洲琼浆

按：道家相传，神洲北海中，有元洲。地方三千里，洲中有"五芝玄涧"，涧水潺潺，甘甜如蜜，众仙饮之长生，食得五芝，亦得长生，元洲之中聚居众仙。"元洲琼浆"，乃道家养生食方，食方之名，源于道家相传典故。食方食味相配，滋补肺肾而益虚损，养心益血而安神志，滋肾壮阳而强腰脊，健脾和胃而助消化。

食方：冬虫夏草 5 只，莲子 16 个，鹌鹑蛋 5 个，红枣 7 枚，百合 35 瓣。

方义：冬虫夏草入肺、肾经，补益肾精，滋润肺气；莲子入心、脾、肾经，补心安神，健脾益胃；鹌鹑蛋入肾经。补肾助阳，生津利咽；红枣入脾、胃经，补脾胃，益气血；百合入心、肺经，润肺，养心，生津利咽。

三冬之月，习气练功，且温养心肾而食养心之物，宜滋养肺气而食养肺之品，宜补肾水而食养肾之食。故，冬令时节，补肺气以养肾，补脾气以养肺，补肾以固本，补心益脾，皆是顺乎生机而养生之要旨。

食法：将冬虫夏草、莲子、鹌鹑蛋（煮熟剥皮）、红枣、百合同入瓷罐或砂锅，加水 1500 毫升，文火煎煮至 800 毫升，分早、午食之。

注：加红糖适量，黄酒少许。

四、四季保健饮膳方

以下三个为四季可常用的保健饮膳方，可常食之。

1. 猪心 1 个，莲子 16 枚，龙眼肉 32 枚，共入砂锅，加水 8 小饭碗，武火煮开，文火煮 50 分钟，加黄酒（绍兴酒，山东即墨老酒）少许。每日早饮汤，午食肉。

功用：养心，安神。

忌：冰冻食物（饮汤 2 小时内）。

2. 黑豆 250 克，白扁豆 250 克，白萝卜 250 克。将黑豆、白扁豆磨成粉，白萝卜切成细丝，豆粉煮成糊，加入萝卜丝，煮熟后，酌量加盐少许。每日中午食用，食量酌之。

功用：防治消渴。

忌：加糖。

3. 猪肺 100 克，南杏仁、北杏仁各 15 克，白果 8 枚（去芯）。三味共入砂锅，加水 7 小饭碗，武火煮开，文火煲 50 分钟。每日早、晚饮汤。

功用：润肺、止咳、定喘。

忌：寒凉、冰冻食物（饮汤 2 小时内）。

五、锻炼之法

（1）盘膝正坐位，肢体放松，掌心按抚膝盖，以鼻徐徐吸气，以口缓缓呼气，做 1～3 分钟。

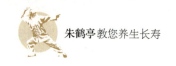

（2）双手掌心相对搓热，交替顺时针方向按摩阳陵泉穴、绝骨穴、大杼穴部位，做1～3分钟。

功用：强筋健骨，以利肾气；益髓和血，以养肾阴。补肾养阴，顺和冬寒时令以迎阳春；益肺补气，滋养肺肾相生以益肾气。

第三章 美丽长驻,健康永存

消除脸上皱纹,抹去衰老信号
去黑斑、黄褐斑,不加"斑"的女人才幸福
战"痘"胜利,再复芳容
苗条淑女,君子好逑
月经准时到,女人无烦恼
痛经难言,早治早轻松
女子以血为用,闭经不可不治
月经来潮如涌,女人伤身殒命
女人带下,依五色而治
阴冷宫寒,难圆母亲梦

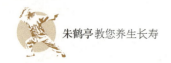

美，人皆爱之。女性爱美：一者，讲究化妆容颜；一者，考究穿戴服饰；一者，讲求高雅，淡抹粉黛；一者，追求气质，不入凡俗，爱美者何？则见仁见智了。俗话说："男人爱女人，女人爱衣服。"难说，此系一句戏言，但细细琢磨之，也不无生活之常情。男人爱女人，具有传宗接代之需求，有着"窈窕淑女，君子好逑"的男性之本性。

男人对女性美之所爱，多着眼于外在美，相对而言，从内在美着眼者则较少。在商业发达的社会里，随着物质生活的极大丰富，及性观念的较大开放，男性垂涎女色、贪恋女色，所以重色者多。因而，男人爱女人之美，由于思想层次之内涵不同，基于情趣所好之要求不一，其审美观亦就不一样，其爱美度亦就标准不一，故而，便有了"情人眼里出西施"。

于女性讲，美，不仅是外表好看，还是健康的标志。中医讲"有诸内，必形于外"，身体内部有病，会表现在面部、身体上。所以，美亦是健康的重要信号。

第一节
消除脸上皱纹，抹去衰老信号

"肺主皮毛"。肺气充盈，人之皮毛则得肺气之输布而润滑光泽。"脾主肉"脾气健运，人之肌肤则得脾气之运化而丰满坚实。故滋肺益气而养皮毛，健脾和胃而育肌肤，卫表之固，形体之健，则可自养而得。

皱纹，最能暴露女人年龄。教大家除皱法，既锻炼身体，又能除去皱纹，一举多得。

清晨，面向东方，站立位，目微闭，挺胸收腹，自然呼吸。

（1）双手掌心相对搓热，内劳宫穴部位按摩于双目眼胞，顺时针方向抚摩40次。

（2）双手掌小鱼际部位，沿鼻唇沟上、下按摩48次。

（3）双手食、中指腹按摩睛明穴、攒竹穴、鱼腰穴、丝竹空、童子髎穴、承泣穴，按摩1分钟。

（4）双手食指相对，交叉按摩人中、承浆穴。双手中指腹上下按摩地仓穴，按64次。

（5）双手拇、食指腹按摩耳垂、耳尖、耳轮。

（6）双手、食、中、无名、小指腹并拢，上下交替按摩印堂、神庭、上星、百会、风府穴，按摩1分钟。

（7）双手食、中、无名、小指屈曲，拇指伸直，徐徐吸气，双手食指本节相对，自神庭穴推至头维穴，自印堂穴推至太阳穴；双手食指自攒竹穴至丝竹空穴，自四白穴至睛明穴，环绕按摩；双手食指自颧髎穴推至耳门穴，缓缓呼气，男64次，女49次。

（8）徐徐吸气，双手掌心顺时针方向，按揉脾经之脉大包穴，缓缓呼气，按摩48次。

（9）徐徐吸气，双手拇指腹交替按揉三焦经之络穴外关，缓缓呼气，各按揉24次。

面向东方，吸收朝晖之精华。通达肺、心、三焦之血气，十指井穴之经气，开豁七窍，贯通气血之输布流注，可滋濡肌肤卫表，可育养官窍气机，能调节经脉之传化，能化生精微之育润。疏调脾之大络，以统摄阴阳诸络之气血输布，濡养头面肌肤。输布三焦之精气，以荣华面容。习之日久，可生玉容之益。

容颜美好而延缓衰老，乃男女之所求。所以，保青春而消面皱，为人

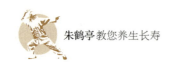

之美颜。面色、面容,乃气血盛衰之所见,年华存失之象征。养气血而滋脏腑,壮筋骨而益形体,乃育养生命之道,润滑肌肤,育养面容,为焕发青春之益。

生活中可以多吃一些南瓜子、胡桃肉、百合、花生、红枣、山药、杏仁、桑葚、莲子、猪蹄、带鱼、牛奶等。

上列食品,可单食,可配食。有强肾补肺而固本,益气补血而养容之益。精于食,食之恒,容颜之华润,神色之焕发,油然可见。

第二节
去黑斑、黄褐斑,不加"斑"的女人才幸福

数千年来,国人形容女性之美,常会把脸比作花、月,如花容月貌、貌美如花、如花似玉等。脸上有黑斑、黄褐斑等的时候,就会使容颜大打折扣了。在此,教大家祛"斑"法。

午时(11～13时),面向南方,站立位,双目微闭,挺胸收腹,自然呼吸。

(1)双手中指腹点按双侧头维穴、率谷穴、耳门穴、翳风穴、大迎穴、地仓穴、禾髎穴、颧髎穴、四白穴,点按1分钟。

(2)徐徐吸气,双手食、中、无名、小指指腹雀啄式,迅速点拿面部,缓缓呼气,男64次,女49次。

(3)双手掌心搓热,左手掌五指并拢,掌心贴面,自左侧大迎穴部(腮颊)向上,经下关穴、太阳穴、四白穴、颧髎穴、印堂穴、阳白穴、上星穴向右侧阳白穴、太阳穴、四白穴、颧髎穴、下关穴、大迎穴按摩;

左右手交替并行，一左一右为一次，反复56次。

（4）徐徐吸气，双手掌心顺时针方向，按摩肾脉之募穴京门穴，缓缓呼气，男64次，女49次。

（5）徐徐吸气，双手掌心顺时针方向，按摩脾脉之募穴双侧章门，男40次，女35次，缓缓呼气。

（6）徐徐吸气，双手中指腹顺时针方向，按摩肺脉双侧之募穴中府，男48次，女42次，缓缓呼气。

南方属心，南方丙丁火，面南而益心血之输布，掌心内劳宫为心包经所溜之荥水穴位，按摩之利，协调血脉，滋濡面容。聚肾脉之精气，滋阴血以濡养面容，和脾脉之经气，润肌肤以养容颜；调肺脉之气机，疏气化以泽容色，习之日久，可见裨益。

"脾主肉"，色黄。脾气运化不畅，则湿邪壅滞而蕴于肌肤成枯暗黄斑。"肾藏精"，色黑，肾气虚，肾阴不足，则精血输布失和，肌肤皮毛失于润濡，则成褐黑斑。"斑"多见于女子，女乃纯阴之体，阴血虚亏，阴液输注失调，常导致肾阴不足，肝气疏泄不利，脾运不健，肺气宣和不畅，此时面容失润而"斑"增。

生活中可以多吃乌梅、冬瓜、胡萝卜、白果、柿子、豌豆、羊肾、猪肾、胡桃肉、桑葚、牡蛎等。

上列食物，可单食，可配食。久食，有滋肌肤、润面色之利，有消斑、润枯容之效。

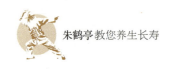

第三节
战"痘"胜利，再复芳容

女人对面部痘痘可谓是恨之入骨，在地铁、公交、机场等，常常见到一些女性，尤其是青少年女子左手端镜子，右手又是挤，又是擦，真想一下子把青春痘挤掉或施粉掩盖起来。

这均不是正法。脸上有痘，应从内调，可用以下方法锻炼：

亥时（晚 21～23 时），面向西方，站立位，双目微闭，挺胸收腹，自然呼吸。

（1）双手掌心搓热，左右掌心按抚左右眼胞，按抚 96 次。

（2）双手掌心按摩左右耳腔，按摩 24 次为宜。

（3）双手中指腹按摩左右鼻翼，按摩 32 次为宜。

（4）双手掌心重叠，按抚于口，男左手掌在下，女右手掌在下，按摩 21 次为宜。

（5）双手掌抖动按摩面部、按摩目、耳、口，按摩 1 分钟。

（6）徐徐吸气，双手中指腹，顺、逆时针方向，按揉双侧风池穴，男 40 次，女 35 次，缓缓呼气。

（7）徐徐吸气，左手掌心顺时针方向，按摩气之会穴膻中；右手掌心按摩腑之会穴中脘，缓缓呼气，男 64 次，女 49 次。

肺属西方，西方庚辛金。面西而益肺气贯通，掌心内劳宫穴，为心包经荥水穴位，按摩之利，调节气机，通利七窍，以养面容。疏通三焦、胆、阴维脉之气，以散风邪；强化气机之流注，以疏达肌肤；调节六腑之气，以助疏泄，风热相搏而蕴滞于肌肤之邪，则可疏散而益面容。日常习之，可见效益。

"肺主皮毛",肺气宣发不畅,"六淫"热邪蕴结肌肤而成痤疮。"胃为水谷之海,六腑之原"。胃气不和,脾不健运所食辛辣、厚腻之味,壅阻气机之宣和,致使燥热停滞肌肤而成痤疮。

可以多吃绿豆、枇杷、藕、西红柿、冬瓜、苦瓜、杏仁等食物,可单食,可配食,久食可清邪热,滋肺阴而化瘀,解热毒,降胃火而消疮。

第四节
苗条淑女,君子好逑

女性都渴望拥有魔鬼般的身材,但是,千万不能采用抽脂、切胃等方法,这是在与魔鬼做交换,最终损害的将是自己。同样,如果节食、锻炼方法不当,既便当时减轻了体重,很快又会反弹。

胖与瘦,各有利弊,而胖要胖得合体,胖要胖得合适,胖要胖得结实,胖则合乎健康。人的健康,赖于饮食之滋养。饮食之养,宜于有节。饮食不足、饮食过量,皆无益于健康。谷、肉、鱼、虾、禽、蛋、瓜、果乃育养生命之物。而过食、贪食,则必伤于食,而过食油腻厚味,则必脂肥而胖,胖甚则可酿成病患。《黄帝内经·素问·通评虚实论》云:"凡消瘅、仆击、偏枯、痿厥、气满发逆,肥贵人则膏粱之疾也。"可见,古人早已悉知消渴之疾(消瘅)、中风之患(仆击)、半身不遂(偏枯)、痿痹之症(痿厥)、胸痹之病(气满发逆),常因过胖而致病。故饮食五味,相配而不偏,饮食有节,所食求素淡,此乃饮食之道。《寿世保元》云:"极滋味之美,穷饮食之乐,然肌体充腴,谷色悦泽,而酷烈之气,内触藏府,精神虚矣,安能保合太和,以臻遐龄。"庄子曰:"人之可畏者,衽席

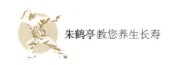

之上,饮食之间,而不知为之戒者,过也。"生命之养育在于生命化生精微而养生,故当善于择食而有节。

要想拥有苗条身材,可用以下方法锻炼:

饭后勿坐,久坐肚肠生脂多。饭后勿卧,久卧体胖失灵活。多食厚腻生痰湿,多食畜肉生燥热,宜食瓜果菜,善食鱼虾蟹。食后轻轻摩腹,推脘部,微微吸气,深深呼,仰天呵气14口,舒展胸臂,摇臀股。清晨跑千步,夜晚走百步,晨摩四肢,夜眠抚背腹,持之以恒,体胖消失。

一、消胖内功法

寅时(晨3～5时),仰卧位,双目微闭,深深吸气,收提魄门,长呼气,放松魄门。一吸一呼为一次,反复10次为宜。

卯时(上午5～7时),盘膝坐位,双目微闭,挺胸收腹,双手掌心按抚于膝盖之上。微微前俯、后仰、左右施摇腰部。一左一右为一次,反复12次为宜。

辰时(上午7～9时),走动位,双目微闭,挺胸收腹,双手掌心按抚于大包穴部位,徐徐呼气,双手掌心旋转按摩,一顺一逆为一次,反复5次为宜。缓缓呼气。双手掌心向下推,沿章门穴,斜推至中极穴,反复5次为宜。

巳时(上午9～11时),坐位,挺胸收腹,徐徐吸气,双手中指顺、逆时针按揉足三里穴,一顺一逆为一次,反复7次为宜。缓缓呼气,双手中指,自足三里下推至下巨虚穴,反复5次为宜。

亥时(晚21～23时),走动位,挺胸收腹深深吸气,双手掌上提至胸部,长呼气,双手掌下按至臂膊,垂直。一提一按为一次,反复14次为宜。双手掌心重叠按于腹部，深深吸气，双手掌逐渐内按，长呼气，双手掌用力内按。一吸一呼为一次，反复 14 次为宜。

二、消胖外功法

（1）面向东方（甲乙木），站立位，挺胸收腹，双目微闭，深深吸气，闭气，双手掌心轻微交替拍击腹部，长呼气，一吸一呼为一次，反复 15 次为宜。

（2）面向南方（丙丁火），站立位，挺胸收腹，双目微闭，徐徐吸气，闭气，双手臂交替后甩，手背拍击脾俞、胃俞穴、三焦俞。缓缓呼气，一吸一呼为一次，反复 15 次为宜。

（3）面向北方（壬癸水），站立位，双足相并，挺胸收腹，双目微闭，双臂伸直，双掌相合，徐徐吸气，双手合掌上举，双臂伸直，闭气，腰腹向左后、右后转动，缓缓呼气。一吸一呼为一次，反复 15 次为宜。

（4）仰卧位，双手掌相叠，枕于头下，下肢挺直，左下肢用力向左侧摆动，臀腹向右侧用力；右下肢用力向左侧摆动，臀腹向右侧用力。一左一右为一次，反复 15 次为宜。

（5）仰卧位，双手掌相叠，枕于头下，双下肢并紧，上抬 45 度角，下肢做旋转摇环（身体保持平稳）。一左一右为一次，反复 5～15 次为宜。

（6）仰卧位，深深吸气，双手食、中、无名指、小指分开，置于腹部神阙穴之下，双手缓慢分开，自任脉向外分推至腹股沟；缓缓呼气，食、中、无名指腹，自脾经府舍、冲门穴，推至急脉、阴廉、五里穴。一呼一吸为一次，反复 15 次。

胖瘦合体而形态健美，乃男女之所好，故矫健而敏捷，为人之所喜。肌肤、筋骨、躯体、四肢，为坚实、有力、健壮、俏丽之所见，体魄俊华

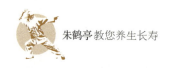

之象征。充肌而补瘦，消胖而减肥，乃保养生机之需，防疾疗患之要。

生活中可以多吃赤小豆、冬瓜、扁豆、山楂、绿豆、海带、槟榔、鲤鱼等食品，可单食，可配食，可健脾除湿而助运化，除胀满而消肥胖。

第五节
月经准时到，女人无烦恼

月经，为女子一月来潮一次的"经水"。月经有序而调和，则表现为：来潮准，色先浅，渐色深，后色淡，无血块，色暗红，无异味，量适中。月经之来潮与经止，出现经早、经迟、经多、经少、经闭、经逆、经断、经痛，则属病症。

月经，寒、热可致病，应祛寒、清热，而使"胞脉"自和；郁、结可成疾，当消郁、化结，而使"经脉"通畅。玄中子言：养得"胞脉"无寒热，使得"月信"阴阳和。乙癸相生益经脉，六淫相侵伤气血。静守丹田调元气，求来养生真妙诀。《黄帝内经·素问·上古天真论》云："七七任脉虚，太冲衰少，天癸竭。"癸水藏于肾，任、冲起胞中，滋补肾阴，养益任、冲，乃调经和脉之善养之道。

一、月经先期（血热型）

《丹溪心法》云："经水先期而来者，血热也。"明代著名医学家张景岳曰："血热经早。"血热，乃肝火炽盛而热蕴冲、任二脉，或过食辛辣而生燥热，皆可致使经血急行，先期而至。血热而致月经先期，经色多深红或黑紫，经质多凝稠而夹血块，口干、舌燥，喜食凉物。

1. 食疗

食方：龟板 25 克，白豆（豇豆中之白者）49 粒。

方义：龟板，性平，味甘，入肝、肾经，有"通经脉"、补阴虚、消内热之功效；白豆，性平，味甘，入脾、肾、胃经，有"入血调经"、补肾气、健脾胃之效益。故，经早，宜舒肝化瘀，清热凉血，健脾，益肾，宜协调任、冲二脉，宜滋养"胞脉"，以此养"天癸"，安"月事"。

食法：将醋炙龟板入砂锅煮 15 分钟，加入白豆，文火煮之。饮汤，食豆。

功用：清热，健脾，补肝肾，益血脉、调经脉。

注：①加黄酒少许，冰糖适量，菊花 3 朵。②白豆宜洗后浸泡，泡豆之水入锅煮豆。③加水 500 毫升，煎成 300 毫升。

2. 点穴

穴位：取太白、阴谷、曲泉穴。

治则：太白，乃脾经之原穴，补太白以益脾脉之统血；阴谷，乃肾经之合穴，补阴谷以利肾阴之滋养；曲泉，乃肝经之合穴，平曲泉以安肝脉之藏血。协调脾、肝、肾三脉，和顺足太阴、足厥阴、足少阴三阴，施术有方，可益于"胞脉"而利"月事"。

二、月经后期（血寒型）

《景岳全书》云："凡血寒者，经水必后期而至。"月经后期，常因感受风寒，寒邪侵入"胞脉"，寒壅"胞宫"，血凝而输布不畅所致。"血为气之母"，血行不盛，则不足以养化气机，气行不旺，肺金之气，生化肾水之精血则不利，气虚血弱，则可导致经水迟行。

"经水退后为寒"。经迟，经色多淡，经质多稀，经量则少，经行则

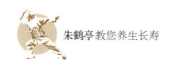

感倦怠，小腹感疼痛。驱寒而温经，补气而益血，乃暖"胞宫"。散壅血、通经脉，活气血之治。故补脾以资统血之源，滋肾以养精血之室，调经之要，以此为益。

1. 食疗

食方：胡桃7个，羊骨髓25克。

方义：胡桃，性温，味甘，入命门、肾、肺、大肠经，有补气、通血脉、养血、补虚、散寒之功效；羊骨髓，性热，味甘，入肾、脾经，有滋阴补气、利血脉、益经之功用。"胞宫"虚寒，"月信"多迟。胡桃滋肾而有养"胞脉"之效，羊骨髓补气而有温"胞宫"之益。故驱寒以安"胞宫"，补血以和"胞脉"，此乃调经之法。

食法：将胡桃碾成粉状，羊骨髓炼熟，拌匀，清晨掺入米粥内食之。

功用：驱寒邪，温"胞宫"，通经脉，补肾阴。

注：加红糖、姜末适量。

2. 点穴

穴位：取三阴交、中极穴。

治则：三阴交，乃脾经、肾经、肝经之会穴，脾统血，肾藏精，精生血，肝藏血，调三阴之脉，以养营裹，以和脉络；中极穴，乃膀胱之募，脾、肝、肾经、任脉之会。任脉为"阴脉之海"，"月事"之主，协调任脉，以强"胞脉"，以固诸阴之源。

点法：酉时（下午17～19时），坐位，双手无名指、小指屈曲，指腹置于内劳宫穴，拇指屈曲，指腹置于无名指、小指甲之上，食指屈曲，指腹置于中指本节之上。右足趾触地，足跟抬起，左手中指腹轻轻点于三阴交穴，右手中指腹轻轻点于中极穴，以鼻徐徐吸气，闭气，以口缓缓呼气，双手中指，微微上下震动，自然收功，反复2～4次。

功用：滋阴，固本，和血，益气。

三、"月事"过期（血虚型）

《女科切要》云："经水过期而至，血虚也。"血虚，多因脏腑虚弱，津液耗伤，久病不愈，饮食不进，失血过多等所致。血虚而致之"月事"过期，经色多淡，经质见稀，经量则少。且腹有隐痛而喜按，行经之后，则身感倦怠，背酸而腰膝乏力。

"经水"来潮之前，凡腰腹疼痛者，多因气滞影响血行，以致血瘀气结而不畅，则痛；"经水"潮止之后，凡腰腹隐痛者，乃因血虚不足以滋养气行，以致气滞血壅而不通，则痛。"月事过期"，属血虚者，当补血为宜。"经水"将来而腰腹疼痛者，治以调气为宜。"经水"已止而腰腹隐痛者，治以理血为益。

1. 食疗

食方：乌鸡1只，章鱼7条。

方义：乌鸡，性平，味甘，入肝、肾经，有补养肝肾之益、协调经脉之功；章鱼，性平，味甘，入肝、肾经，有补益气血之功、协调经脉之效。《本草经疏》云："乌骨鸡补血益阴，则虚劳羸弱可除，则冲、任、带三脉俱旺。"《图经本草》云："章鱼，更珍好，食品之所重。"故乌鸡、章鱼合食，益于"胞宫"之养，经脉之调。

功用：补气，以统摄血行；养血，以益"胞宫"。滋濡冲任，协调经行。

食法：将乌鸡去毛、洗净，保留鸡肝、鸡心、鸡肫。章鱼洗净，同乌鸡（包括鸡肝、鸡心、鸡肫）共入砂锅内，加水文火炖食。每日夜晚饮汤，中午食肉，随意食之。

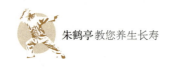

注：①依饮食习惯，可分食或减量烹饪。②烹饪时，加黄酒适量、红糖适量、鲜姜3片。

2. 点穴

穴位：天枢、太冲穴。

治则：天枢，乃大肠经之募穴。大肠，乃气血俱多之经脉，大肠与肺经相表里。点天枢穴以和脾胃之土而生肺金，肺金生肾水，以养精血，故天枢穴位，有利于"月事"不时之益。太冲，乃肝脉之俞穴。《黄帝内经·素问·上古天真论》云："女子二七，太冲脉盛，月事以时下。"《黄帝内经·灵枢·经脉》曰太冲脉可以决生死。点太冲以注脾血，以和"胞脉"，经水之运行则见贯通。

点法：双手无名指、小指屈曲，指腹置于掌心内劳宫穴部位，拇指屈曲，指腹置于无名指、小指甲之上，食指屈曲，指腹置于中指本节之上，中指伸直，以鼻徐徐吸气，双手中指腹轻轻点于天枢穴，闭气，以口缓缓呼气，自然收功，反复2～4次。以鼻徐徐吸气，双手中指，点于太冲穴，闭气，以口缓缓呼气，自然收功，反复3～5次。

功用：贯通太冲脉气以和"胞脉"，调节天枢气机，以养脾气而统血，补肺气而滋阴，经脉受益，"月事"则昌。

第六节
痛经难言，早治早轻松

《妇人规》云："经行腹痛，证有虚实。实者或因寒滞，或因气滞，或因热滞；虚者有因血虚，有因气虚。""经行腹痛"，则乃"痛经"也。月经前、后，或行经之时，小腹及腰、肋疼痛者，乃是。

一、经行腹痛（实证型）

实证气滞者，常见于月经将来潮时，小腹阵痛，痛引至腰、肋、背部，乳房亦有胀痛，并性躁易怒。实证血瘀者，多见于月经初潮时，小腹疼痛，痛则拒按，经色暗紫，经质瘀块。

实证寒凝者，乃见经血黯黑，经质有块，经行不畅，小腹寒痛喜按，遇热则痛减。实证热结者，乃见经色深红，经质稠厚，经量不匀，小腹灼热隐痛，口干舌燥，焦躁不安。

"痛经"，乃女性常见病症，治宜因人、因症、因病、因时而立方。辨其证方论其治，此乃治则。

1. 食疗

实证痛经之治，宜于"月信"来潮之前，或"月信"来潮初期，以食治之。

食方：乌骨鸭1只，麻仁25克，砂仁10克。

方义：麻仁，性平，味甘，入脾、胃、大肠经。《本草纲目》云："利女人经脉。"《神农本草经》云："补中益气。"乌骨鸭，性温、味甘，入脾、胃、肺、肾经。《本草纲目》云："入肺、肾、血分。"有滋阴、益血、补虚之功用。砂仁，性温味辛，入脾、胃、肾、大小肠、膀胱经。《本草纲目》云："理元气，通滞气。"《药性论》云："主冷气腹痛。"功用：麻仁，活血润燥。乌骨鸭，入血分而益血，亦滋阴补虚。砂仁，有行气、通经、破滞之效。三味合而食之，可调经脉而解痛。

食法：将乌骨鸭去毛，洗净（保留鸭肝、鸭肫、鸭心），同麻仁、砂仁共入砂锅内，加水文火炖食之。

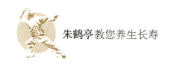

注：①加入菊花3朵，冰糖少许。②烹饪时，加黄酒适量、红糖适量、鲜姜3片。

2. 点穴

穴位：气穴、三阴交。

治则：气穴，乃肾经、冲脉之会。肾为癸水之脏，右肾曰命门，女子以系胞。点气穴，滋肾水，以养"胞宫"。三阴交，乃脾经、肾经、肝经之会。脾土生肺金，肺金生肾水，肾水生肝木。点三阴交穴，益脾而利统摄血行；滋肾而强"胞脉"；平肝而益裹血，点之得宜，和经而益"月信"。

点法：双手无名指、小指屈曲，指腹置于内劳宫部位，拇指屈曲，指腹置于无名指、小指指甲之上。食指屈曲，指腹置于中指本节之上，中指伸直。以鼻徐徐吸气，右手中指腹点于气穴，左手中指腹点于右侧三阴交穴，闭气，以口缓缓呼气，自然收功，反复做3～6次。

功用：益阴脉而养血分，和"胞脉"而益行经。

二、经期腹痛（虚证型）

《妇人规》云："经行腹痛，证有虚实。虚病者，于经行之后，血去而痛未止或血去而痛益甚。"月经不调而致"痛经"者，常见肝、脾二经不和，血行不畅而经郁结、壅滞，伤及冲、任二脉气机所致。因脾为气血运化之本，肝为藏血之脏，脾、肝二经，传导、生化不利，"胞脉"失之所养，临证则见月经失调而不通利，"不通则痛"，经期腹痛之证乃见。

虚证气虚者，乃经色浅淡，经质稀薄，经量不匀，行经后腹痛，短气，喜按。虚证血虚者，乃见经色淡红，经量涩少，行经之时，隐隐腹痛，喜暖，伴有头目晕眩、心悸。

1. 食疗

食方：羊肉 100 克，阿胶 10 克，肉桂 5 克。

方义：羊肉，性温，味甘，入脾、胃、肾、心经。《本草纲目》云："羊肉，补血虚。"血虚则不足以滋养气机，气不通畅，"不通则痛"，故宜食羊肉而补血虚。肝藏血，滋肝而养血，以利经脉血行，乃安"胞宫"之益。阿胶，入肝经而和血，入肾经而养阴。肉桂，性温，味甘、辛，入命门、肝经，取肉桂辛散之力而通"胞宫"，以利血。《本草求真》云："肉桂益阳治阴，凡沉寒痼冷，营卫风寒，腹中冷痛，血脉不通，用此无不效。"羊肉、阿胶、肉桂合而用之，有补益气血，滋肾养营，贯通血脉，驱寒镇痛之效，故食之，可暖"胞宫"而益经脉。

食法：羊肉入砂锅，加水文火炖之。阿胶用温水浸泡浴化，待羊肉八九成熟时，加入；肉桂宜于羊肉五六成熟时放入。

功用：滋阴，补血，驱寒，镇痛。

注：①加入黄酒适量，红糖适量。②咸味，随意调之。

2. 点穴

穴位：四满穴。

治则：四满穴，乃肾经、冲脉之会。肾虚，月经则失调，肾脉之肾气，乃肾精化生之气，益于促进和增强生长发育和生殖机能。点肾经之四满穴，通冲脉，和诸经而益气血。滋肾脉，和经脉而益"月信"。

点法：右手无名指、小指屈曲，指腹置于手掌内劳宫穴位，拇指屈曲，指腹置于无名指、小指指甲之上。食指屈曲，指腹置于中指本节之上，中指伸直，以鼻徐徐吸气，中指腹轻轻点于四满穴位，闭气，以口缓缓呼气，自然收功，反复 7～8 次。

功用：补益肾气，以和血脉，滋润"胞宫"，以养阴血，调和经脉，

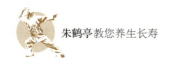

以解疼痛。

第七节
女子以血为用，闭经不可不治

《女科切要》云："盖因女子以血为主也。其经脉调和，往来有准，以应水道潮汐之期，旧血既尽，新血复生，以合造化盈亏之数，则周身百脉，无不融液而和畅，夫何病之有？设或闭焉，则新血滞而不流，旧血凝而日积，诸病丛生。"月经，逐月来潮，而无病证出现者，乃健康之象征。若月经之色非暗红、淡红，质非不稀不稠而无血块，量过多或过少，期非准月来潮者，可谓病征。

闭经即为"经闭"亦称"不月"，凡两月来潮一次者，谓之"并月"；三月来潮一次者，谓之"居经"或"季经"；一年来潮一次者，谓之"避年"；终生无月经来潮者，谓之"暗经"。但，上述之经行状况，乃少见而之病症"经闭"有所不同。"经闭"者，通常乃因血虚或血滞而酿成。血滞者，多因为气血瘀滞、寒湿凝滞所致。血虚者，多因为气血虚亏、经脉不和而致。故补血养营以安"胞宫"，活血化瘀，以通"胞脉"，此乃益血调经之道。

一、血虚经闭

血虚者，多为脾虚、心血不足、肾亏而致。《女科切要》云："脾胃不和，饮食减少，而不能生血。"故脾虚所致之血虚经闭，是为常见。经闭者，多见面色萎黄，精神倦怠，头晕目眩，食欲不振，腹胀不舒等。

1. 食疗

食方：海参5只，猪肘子1斤。

方义：海参，性温，味甘、咸，入心、肾、脾、肺经，乃滋养营血而壮阳，补益"胞脉"而调经之物。猪肘子，性平，味甘、咸，入脾、胃、肾经，有固精益血，滋阴补肾之力。故海参，乃补肾虚、养营血之珍品。猪肘子，乃补虚损，益气之食物。二味相合，为补益气血之佳肴。

功用：补血，益气，养营，和脉。

食法：将猪后肘、发好的海参同入砂锅内，加水文火炖之，宜于中午随意食之。

注：加鲜姜5片，黄酒少许，精盐适量。

2. 点穴

穴位：中注穴、带脉。

治则：中注，乃肾经、冲脉之会穴，有通贯肾经，以益精血输布之功用。带脉，乃胆经、带脉二脉会穴。有协调诸脉，以养"胞宫"行经之畅达。

点法：双手无名指、小指屈曲，指腹置于内劳宫穴部位，拇指屈曲，指腹置于无名指、小指指甲之上，食指屈曲，指腹置于中指本节之上，中指伸直。以鼻深深吸气，右手中指腹轻轻点于右侧带脉穴部位，左手中指腹轻轻点于左侧中注穴部位，闭气，以口缓缓呼气，双手中指腹提起。以鼻深深吸气，右、左手中指腹交替点左侧带脉穴，右侧中注穴。闭气，以口缓缓呼气，自然收功，一左一右为一次，反复2～4次。

功用：点中注，以通冲脉而滋养"胞宫"。点带脉，以和诸脉而协调"胞脉"。

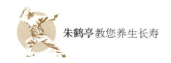

二、血滞经闭

风寒之邪侵袭营裹而入血分,则可导致血滞。气血瘀滞而伤及"胞脉",寒邪壅阻于经脉,则成血滞。《妇人规》云:"血盈则经脉自至。"血滞,经脉则不通,经脉不通,"月事"则闭。《评热病论》云:"月事不来者,胞脉闭也。"故通经而活血,任脉得充,冲脉得盛,"月事"则可应时而下。

血滞而经闭者,多见面色暗紫,小腹疼痛,按之痛剧。益"人之生,以血气为本,人之病,未有不伤其血气者"。血滞,女子则"月水先闭"。《传忠录·论时医》云:"妇人经脉滞逆或过期不至,总由冲任不足而然。"故调冲任以和血脉,通经脉以化瘀滞,乃益"胞宫"利"胞脉",以和经行之治。

1. 食疗

食方:莲藕粉50克,桃仁7粒,红花1.5克。

方义:桃仁,性平,味甘苦,入心、肝、大肠经。《别录》云:"桃仁,破癥瘕,通脉,止痛。"桃仁,乃通血脉,止疼痛,化瘀结之良药。故血闭之症,以桃仁破瘀而通经脉,为食治之益。莲藕,性寒味甘,入心、脾、胃经。《药性论》云:"藕汁,能消瘀血不散。"桃仁合藕汁,以消瘀血,以通血闭,以化癥瘕,乃通经和脉之法。红花,性温,味辛、甘,入心包、肝经,疗经脉之疾,医经闭之病,红花为上。莲藕,有通调津液,益脾补心之益,且可散瘀血。桃仁,乃化滞散结,"为蓄血必需之药"。红花能行女子经水,故三味相配而食,可益于消滞化瘀,贯通经脉而行经。

功用:益血、通经。

食法:莲藕粉、桃仁、红花共入锅中,加水文火煮稠食之。

注：加冰糖适量。

2. 点穴

穴位：支沟穴，水泉穴。

治则：支沟，乃三焦脉所行之经（火）穴位。点支沟穴，可通脉络以开闭塞。水泉，为肾经之郄穴。点水泉可通经脉，以益经行。

点法：双手无名指，小指屈曲，指腹置于手掌心内劳宫穴部位。拇指屈曲，指腹置于无名指、小指甲之上。食指屈曲，置于中指本节之上，中指伸直。以鼻深深吸气，右手中指腹轻轻点于左侧支沟穴，闭气，以口缓缓呼气，左手中指腹轻轻点于右侧水泉穴。以鼻深深吸气，闭气，以口缓缓呼气。一左一右为一次，反复3～5次为宜。

功用：调节三焦气机，以和经络，贯通肾脉经气，以生精血。三焦、肾脉通达，则可益于行经。

第八节

月经来潮如涌，女人伤身殒命

女子月经，应时而至，经量适中，此乃本乎自然。经血来潮如涌，经量洪大，势如山倾者，谓之"崩中"。经血来潮滴漏，经量微少，势似壶漏，谓之"漏下"。《黄帝内经·素问·阴阳别论》云："阴虚阳搏谓之崩。"阴虚阳搏，迫血妄行，而成"崩中"。《黄帝内经·灵枢·百病始生》云："阳络伤则血外溢，阴络伤则血内溢。"阳虚阴搏而失统摄，而成"漏下"。《黄帝内经·素问·上古天真论》云："冲脉、任脉，并起于内胞之中，为'经血之海'。"女子脏腑失和，气血虚亏，导致经络不调，损

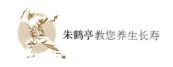

及冲、任二脉。"气为血之帅",阳气受损,则呈现气虚不足以统摄血行;"血为气之母"阴血受损,则出现血亏不足以涵养气机。故血无统摄,则可妄行,气无涵养,血失循经,冲、任则不固,"崩中""崩下"矣。

《济生方》云:"崩漏之病,本乎一症,轻者谓之漏下,甚者谓之崩中。"凡崩中之患,必损伤经脉,久漏不愈,可酿成"崩中"。二者,病征不相同,病势有急缓,但急性之症,日久可成痼疾,慢性之病,日久可成沉痼。故医"崩中"尚须防患于变漏,治"漏下"则当防患于变崩。因症之急缓,因病之虚实,辨证论治,因人之神志、体魄,择取治疗之法,乃为适宜。

一、血热崩漏

女子"经水"应冲、任二脉而行经,人卧血则归于肝脏,肝藏血,肝经之血受热邪相扰而妄行,伤及冲、任则致崩漏。血热而致"崩中"或"崩下",经量如涌,经色深红或紫红,经质厚稠夹有血块。人易烦躁,头痛目昏,口干舌燥等。

1. 食疗

食方:甲鱼350克,荸荠14枚。

方义:甲鱼,性平,味甘、咸,入肝、肾脾经,有滋肝肾之阴、止崩漏失血之功。《随息居饮食谱》云:"鳖,滋肝肾之阴,主崩带。"甲鱼之味入肝,则助肝藏血,入脾则助脾裹血,并有凉血止血之效。荸荠,性微寒,味甘,入肝、肾、大肠经。《本草求真》云:"荸荠,止血,住崩。"荸荠调经而止崩漏,合甲鱼共食,依一岁一枚而定量,颇有效验。甲鱼、荸荠,入肝、肾、脾经。肝藏血,脾统血,滋肝益脾,可统摄血行以养营血。肾藏精,固肾本可利"胞脉"。故甲鱼、荸荠合食之,可安"胞脉",

以止崩漏。

功用：益肝脾，理气和血，固肾精，滋补"胞宫"。

食法：甲鱼、荸荠共入砂锅内，加水文火炖煮，早饮汤，午食肉。

注：加黄酒少许、红糖适量、鲜姜3片。

2. 点穴

穴位：大敦、行间、太冲穴。

治则：大敦，乃肝脉所出之井穴。行间，乃肝脉所溜之荥穴。太冲，乃肝脉所注之俞穴。点肝经井穴，以泻肝火，以制"崩中"。点肝脉荥穴，以和肝气，以理"漏下"。《黄帝内经·素问·上古天真论》云："任脉通，太冲脉盛，月事以时而下。"点肝脉俞穴，以益血脉之输注，以安"胞脉"之行经。肝脉藏血，肝脉和顺，则安神，任之脉行，则引脉血之归经，治之得益，崩漏可宁。

点法：双手无名指、小指屈曲、指腹置于手掌心内劳宫穴部位，拇指屈曲，指腹置于无名指、小指指甲上，食指屈曲，指腹置于中指本节之上，中指伸直。以鼻徐徐吸气，右手中指腹轻轻点于右侧大敦穴，左手中指腹轻轻点于左侧行间穴，闭气，以口缓缓呼气，以鼻深深吸气，双手中指腹，轻轻点于双侧之太冲穴，闭气，以口缓缓呼气，三穴点毕为一次，反复7次为宜。

功用：舒肝气，和肝脉，益肝之所藏，利冲，任之血行，养"胞脉"而安"经水"。

二、血虚崩漏

《妇人良方·暴崩下血不止方论》云："妇人冲任二脉，为经脉之海，外循经络，内荣藏府，若阴阳和平，经下依时。若劳伤不能约制，则忽然暴下，当调补脾胃为主。"脾胃乃化生气血之源，脾气充盈，则运化得昌。脾气虚，则不足以统摄血行而脱血。《妇人规》云："凡见血杂证，必当用甘药，先补脾胃以益生发之气。盖甘能生血，甘能养营但使脾胃气强，则阳生阴长，而血自归经矣。"

1. 食疗

食方：黑木耳15克，鸡冠花15克，红枣7枚。

方义：黑木耳，性平，味甘，入胃、大肠经。有补血、和胃、和血、止血之功。《随息居饮食谱》云："木耳，补气，和血，凡崩淋，血痢，常食可疗。"木耳益气可摄血行，血循经而行则安于崩漏。鸡冠花，性凉，味甘，入脾、肝经，有止血，凉血之效。《本草纲目》云："治崩中。"鸡冠花，善治血证，相配适宜，则有止崩制淋之效。红枣，性微温，味甘，入脾、胃经，有补中益气，健脾养血的功用。《本草经》云："安中养脾，助十二经。"黑木耳、鸡冠花、红枣三味相合，养脾气而助统血，补经气和血脉，利肝、脾而益"胞脉"，食之得益，则可养血脉而统摄血行。

功用：益脾养血，安"胞宫"，和血脉。

食法：黑木耳、鸡冠花、红枣共入砂锅内，加水文火煎之，宜于巳时（上午9～11时）、亥时（晚21～23时）饮用。

注：加黄酒少许、红糖适量。

2. 点穴

穴位：阴陵泉、阴谷、曲泉、足三里。

治则：阴陵泉，乃脾脉所入之合穴，点合穴阴陵泉，以养脾脉，而益于统血；阴谷，乃肾脉所入之合穴，点合穴阴谷，以和肾阴，以滋肾水，以固肾精，以益肾气，以养冲、任二脉；曲泉，乃肝脉所入之合穴，点合穴曲泉，平肝脉以制火炽盛，和肝脉以利肝气疏泄。足三里，乃胃经所入之合穴，点合穴足三里，以和胃气，以养气血，以强经脉，而利经行。脾、肾、肝、胃之脉气，通达、和顺，冲、任二脉则得其养，"胞宫"则受其益，"月事"经行之安乃见。

点法：双手无名指、小指屈曲，指腹置于手掌心内劳宫穴部位，拇指屈曲，指腹置于无名指、小指指甲之上，食指屈曲，指腹置于中指本节之上，中指伸直。以鼻徐徐吸气，右手中指腹轻轻点于左侧阴陵泉穴，闭气，以口缓缓呼气；以鼻徐徐吸气，左手中指腹轻轻点于右侧曲泉穴，闭气，以口缓缓吸气；以鼻徐徐吸气，双手中指腹，轻轻点于双侧足三里穴，闭气，以口缓缓呼气，自然收功，反复 5 次为宜。

功用：养营阴而益血脉，安"胞宫"而利"月事"。

第九节
女人带下，依五色而治

带下，狭义而言，乃指女子阴道流出的黏腻之物，因其状如带，绵绵不断，故名。广义而言，人身经络之奇经八脉之中，有一带脉，其脉环绕人体腰部，约束纵行之各条经脉，故名带脉。带下，指妇科疾病而言，系阴道所流之白、赤、赤白、黄、青、黑五色等，形如带状之黏液，谓之"带下"。带下，医之所指，则系"带脉"之下的疾病，皆称之"带下"。

带下，如系白色透明、无异味、稀薄之黏液，此乃生理性之分泌物质，不属病症。

带下病，以白带、黄带、赤白带为多见。白带，带质稀薄，带量增多，带有异味者，为病；黄带（亦称带下黄），带质黏稠，带量增多，带

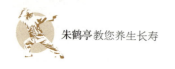

味腥臭者，为病；赤白带，带质淡红、夹白而黏浊，带量增多，带味恶臭者，为病。

凡劳倦过甚，久病虚弱，或湿热，虚寒，常可酿致白带病。凡湿热蕴积，热邪损及任脉，湿邪侵入"胞宫"，湿热交织，常可酿成黄带病。

凡情志抑郁，血瘀胞内，湿热壅滞，常可酿成白带病。凡房事过频而不洁，或经期交媾，常可酿成黄、赤白带。带下之治，白带，宜补中益气，健脾化湿；黄带宜健脾除湿，清热和胃；赤白带，宜补脾气，清肝火，除湿热，调冲、任。调治适宜，则可止带。

一、白带

白带之征，常因脾、肾虚损、肝瘀结，痰湿寒邪而酿成。而脾虚运化不畅，脾湿壅滞"胞脉"者尤甚。其征，多见带色清稀，带质黏浊，带味异常。人多倦怠乏力，食欲不振，腰酸腹胀等。

1. 食疗

食方：莲子14粒，白扁豆50克，白果7粒。

方义：莲子，性温，味甘，入脾、心、肾经，有安心、补虚、止带的功用。白扁豆，性平，味甘，入脾、胃经，有补脾、除湿、解毒之功效。白果，性温，味甘、微苦、涩，入心、肺、脾经，有温肺、益脾、止带功能。

莲子，《随息居饮食谱》云："清心养胃，固下焦，止崩带。"莲子，益气而养血，故气血之证，食莲子可见效益。白扁豆，长于利湿，善于湿中驱浊而消壅滞。白果，有滋肺阴而止带，益脾气而化湿之效，合扁豆而用，尤见其益。

莲子、白扁豆、白果三味相合，可补脾，和血，除湿，以益"胞宫"。

能补气，清热，化浊，以利"胞脉"。经脉受益而和经行，冲、任得养而益"月事"，浊带可止。

功用：健脾，益气，清热，除湿。

食法：莲子、白扁豆、白果，共入砂锅内，加水文火煎之。早、晚饮汁，中午食物。

2. 点穴

穴位：太白、陷谷穴。

治则：太白、陷谷二穴乃脾经、胃经之俞穴（乃井、荥、俞、经、合五俞穴之一）。五俞中之"俞穴"，属土，与脾脉相关，点脾脉之俞太白与胃脉之俞陷谷，协调脾、胃脉气血之流注、输布与强化，以除脾湿，以和"胞脉"之行经，以益冲、任之宣和，此乃止带之治。

点法：双手无名指、小指屈曲，指腹置于手掌心内劳宫穴部位，拇指屈曲，指腹置于无名指、小指甲之上，食指屈曲，指腹置于中指本节之上，中指伸直。以鼻徐徐吸气，右手中指腹点于左侧太白穴，左手中指腹点于左侧陷谷穴，闭气，以口缓缓呼气。以鼻徐徐吸气，左手中指腹点于右侧太白穴，右手中指腹点于右侧陷谷穴，闭气，以口缓缓呼气，点左右两侧穴位为一次，反复3次为宜。

功用：健脾益气，除湿，益血，和经脉，止带下。

二、黄带

脾主运化，喜燥而湿。脾脉虚损，湿热蕴于脾胃，则中焦气机升降失常，下焦化生疏泄失节，脾气则失于健运，湿气壅聚，邪盛化热，则伤及任脉，以致酿成黄带（亦谓"带下黄"）。

黄带，带色白兼黄，带质稠厚黏液，带味腥臭，带量增多。黄带者，

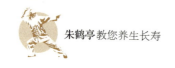

人多乏力易躁，腰背酸重，阴部做痒，治宜健脾而除湿，和胃而清热。

1. 食疗

食方：乌骨鸡1只，鸡冠花21朵。

方义：乌骨鸡性平，味甘，入肝、肾经。有补益肝肾，滋阴清热，健脾止淋的效用。入肝肾，则有滋肾而疗白浊，益肝而有和脾之功。鸡冠花性凉，味甘，入脾、肾经。有清热，收敛，止带的功用。鸡冠花通脾经裹血而止崩中，调肝脉助疏泄而敛带下。乌骨鸡、鸡冠花二味相合，可益脾，滋阴，除湿，止带。

功用：补益肝肾，清热化湿。

食法：乌骨鸡去毛（留心、肝、肫），与鸡冠花同入砂锅内。

注：加冰糖适量，菊花3朵。

2. 点穴

穴位：大赫穴、下巨虚穴。

治则：大赫，乃肾经、冲脉之会。冲脉乃十二经脉集聚之会。冲脉为经血之海，冲任不固，则不足以统摄经血，而致崩漏、带下。故点大赫穴位，以协调冲脉，为益"胞宫"之治。肾脉之气，为化生精血之源。肾虚，气化不足，则致寒湿下注，伤及任、带二脉，酿成带下。点大赫穴位，以滋肾阴，以养任、带，此乃益"胞脉"而止带下之法。下巨虚，乃胃经穴位。脾、胃二脉相表里，胃脉乃水谷之海。和胃气，可安五脏，点下巨虚穴位，以调胃肠，以化脾阴之湿，有利带下之益。

点法：双手无名指、小指指屈曲，指腹置于手掌心内劳宫穴部位，拇指屈曲，指腹置于无名指、小指指甲之上，食指屈曲，指腹置于中指本节之上，中指伸直。以鼻徐徐吸气，双手中指腹点于双侧大赫穴位，闭气，以口缓缓呼气，一吸一呼为一次，反复7～8次为宜。以鼻徐徐吸气，双手中指腹点于双侧下巨虚穴位，闭气，以口缓缓呼气。一吸一呼为一次，反复 5 次为宜。

功用：滋肾阴，以利精血，和冲脉，以安"胞宫"。调胃土，以助运化，健脾胃，以除湿邪。

三、赤白带

带下，带中夹血而赤白兼者，谓之赤白带。赤白带下，多系肝气郁滞而犯脾土，脾失健运而蕴壅温热酿成下注，伤及冲、任、带脉，致成赤白带症。肝气郁结，则须疏泄条达，脾气失和，则须健运畅达，肝脾相和，则可益带脉而制带下，利冲、任而固摄其脉气，以安"胞宫"。赤白带下，多因湿热之邪，损及"胞宫"，致使血脉阻滞，营血成瘀，房事过度，邪气逐血，而下注赤白黏液。赤白带下者，常见腰酸、头重、目眩、小腹坠痛、四肢乏力，带白色夹赤，带质稠黏，带味恶臭。治宜调肝补阴，益气消滞，健脾燥湿，清热固下，治之有方，宜止带下。

1. 食疗

食方：荞麦 50 克，韭子 10 克。

方义：荞麦，性寒，味甘，入脾、胃、大肠经，有消食积，除温热，止带下之益。《本草纲目》云："健脾，除湿热，止带下。"《本草求真》云："凡白带、白浊、湿热等症，是其所宜。"韭子：性温，味辛、微酸，入肝、肾、肠、胃经，有固肾精，缩小便，止带下之功用。《本草求真》云："韭子之治遗精漏泄，女人带下者，能入厥阴，补下焦及命门之不足。"荞麦、韭子二味相合，可健脾而除湿，固肾而养阴，清肝而化郁。食之宜止带下。

功用：健脾，除湿，滋阴，止带。

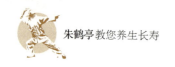

食法：将荞麦、韭子入砂锅内，加水文火煎汤，早、晚饮之。

注：加冰糖适量，甘菊3朵。

2. 点穴

穴位：期门穴、章门穴。

治则：期门，乃肝之募穴，肝、脾、阴维之会穴。章门，乃脾之募穴，胆、肝之会穴。赤白带下，乃肝火邪热，伤及脾土，脾失健运而聚湿邪，湿热侵入经脉，损伤"胞宫"，致使任、冲、带脉失调而蕴壅湿热之邪，酿成赤白带下。点肝之募穴期门，脾之募穴章门，以化肝之郁结，以除脾之湿热。益"胞脉"和经行之益，乃见。

点法：双手无名指、小指屈曲，指腹置于手掌心内劳宫穴部位，拇指屈曲，指腹置于无名指、小指指甲之上，食指屈曲，小指腹置于中指本节之上，中指伸直。以鼻徐徐吸气，左手中指腹点于左侧章门穴，右手中指腹，点于右侧期门穴，闭气，以口缓缓呼气。一吸一呼为一次。反复7次为宜。

功用：益脾气之健运，化肝气之瘀结。清热、除湿，以止带下。

第十节
阴冷宫寒，难圆母亲梦

女乃阴体，喜温热，恶寒冷，"胞宫"孕育结胎，宫寒者，多难以结胎。故，小腹寒痛，性事意冷，阴液寒涩不润等，当防治为宜。

1. 阴冷之防

功法：子时，面向南方，盘膝正坐位，闭目，舌舔上颚。意念守于百会穴,以鼻徐徐吸气,意领吸气,凝聚于百会,闭气。意会"胞宫",意领闭气、唾液下注于"胞宫",以口缓缓呼气。一吸呼为一次,反复7次为宜。

功用:取手、足三阳之气,灌输于"胞宫"化生督阳脉气,滋濡"胞脉",以和经脉而协调阴阳。

艾灸:长强穴、下巨虚穴、中极穴。

灸法:顺时针方向旋转,红晕为度,早、晚灸治为宜。

2. 阴冷之治

功法:午时,面向北方,盘膝正坐位,双手臂屈曲、仰掌、手背宜于腿上。闭目,舌舔上颚,意念守存于"胞宫"。以鼻徐徐吸气,收魄门,缩小腹,意领吸气,注于双手掌心,闭气。意领闭气,下注于"胞宫",顺时针方向旋转八次,以口缓缓呼气。一吸一呼为一次,反复8次为宜。

功用:取心阴之气,养益"胞宫",通达心脉,补益"胞脉",以和胞络气血。

方药:莲子25克,紫河车20克,肉苁蓉15克,蛇床子15克。水煎服(早晚饮服)。

香港女性贾女士,婚后4年未孕,以"阴冷之治"方法锻炼三月,小腹寒冷大为减轻,怀孕后育得一女。

第四章 男人得健康，家庭有希望

精满自溢，频则伤身
手淫莫频，太过伤身
夫妻欢爱，宜常补之
早泄，十有八九因心病
颐养心神，事业有成
腰、背、颈疼，注意舒筋、活络、镇痛
养足一身气，远离肺、胃、肠病

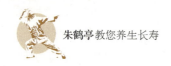

第一节
精满自溢，频则伤身

男子肾气旺盛，精液充盈，则满溢。《黄帝内经·素问·上古天真论》云："二八肾气盛，天癸至，精气溢泻。"溢精，乃性成熟之象征。肾乃癸水之藏，"命根于肾而精藏焉"。精乃气血之结晶，男子以精为根，精为生命之基。道家养生之法，乃以精为宝。故，保养精气，则益神明，神明得养，则益性灵。

遗精（亦名"失精""遗泄"），乃男子青春期中，性发育成熟，气血、精微化生之精液，溢于冲（冲脉与任脉，皆起于胞中，为经络之海）、任（任脉起于中极穴之下，为阴脉之海）二脉，经脉气旺，肾阳之火（亦名命门之火、相火）炽盛，导致阳物（阴茎）易举，精液遗泄体外。男子性成熟之青春期，不定时地出现失精，乃系一种正常的生理现象，身体健壮者，遗精后，多无不适感觉或不良反应。遗精后，产生头昏、目眩，有口干、耳鸣、腰酸、乏力等感觉，则属虚弱亏损病症。

玄中子言：

命门相火旺，乃见精力强。

肾阳火炽盛，遗泄精失藏。

保精求益寿，失精求勿戕。

肾间调元气，养神固肾阳。

失精有节，乃生理之自然规律；遗泄过甚，为阴阳之偏颇证候。养生之道，当以守神、益气、惜精、壮阳为要。

一、少年精满自溢

男子发育到性成熟时期，肾气盛而阳强，精气足而性旺，阳物勃举，则常自溢精液。男子性发育成熟之青春期，夜眠醒后，见自溢精液，此乃正常之生理性遗精，勿需多虑，所谓："精满自溢"乃是。《黄帝内经·素问·上古天真论》云："男子二八精气满溢。"

1. 食养

饮食精微，补益气血，荣华形体，助长发育，强壮体魄，故为生命之源。讲求饮食营养，有利于增强身体素质，有利于强化脉髓筋骨，有益于卫护性机能。推荐"芡实淮山汤"。

食方：芡实 50 克，淮山 100 克。

方义：芡实，性平，味甘涩，归肾、脾经。淮山，性平，味甘，归肾、脾、肺经。

功用：《本草从新》云："芡实，固肾，补脾，助气，涩精。"《日华子本草》云："淮山药，强筋骨，安神，止泄精。"

食法：将芡实浸泡 1 小时，武火煮沸，加入淮山药，文火煮熟。晨起饮汤，晌午食芡实、淮山，夜眠前饮汤。煎煮宜适量加水。酌情加入蜂蜜。

青春期少年遗精，父母宜关心孩子，常备常食。

2. 睡功

夜眠屈膝向右卧，

左臂自然置股侧。

右臂弯曲放耳前，

清除杂念舒胸廓。

恬静轻呼吸，意守丹田穴。（道家称人身脐下三寸为丹田）

神求安，身求和。

固元精，戒枉泄。

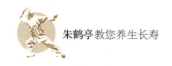

二、中青年梦境遗精

性发育成熟的青春期男子，情怀动荡于美色，意念冲动于性态，"思欲无穷，所愿不得"即会日有所思，夜有所梦。阳刚精盛，气壮神旺。当情浓于幻想，思欲于梦境，性事生于梦幻，常可导致梦境遗精。中华医学认为：肾乃藏精之处，肾气不固，则精有遗泄；肾阳相火过盛而妄动，则常见失精；心火肾水相济而协调，则见情性和谐；心肾不交而水火偏胜，则多见梦遗。

1. 食养

善养身者，当知饮食五味乃滋补气血，濡养脏腑，强健筋骨，毓神悦志之"安身之本"。故"不知食宜者，不足以存生"。食之所宜，则可益肾气，固肾精，安心志，宁心神，使心肾相济，阴阳协调而疗梦遗。推荐"莲子百合汤"。

食方：莲子 150 克，百合 100 克。

方义：莲子，性平、味甘涩，归心肾、脾经。百合，性微寒、味甘，归心肺经。

功用：《本草纲目》云："莲子，安心，治泄精"。《本草纲目》云："莲子，交心肾，固精气。"《本草求真》云："百合，养心，安神定魄。"《大明本草》云："百合，安心，养五脏。"

食法：将莲子、百合浸泡 1 小时，武火煮沸，文火煮熟，晨起饮汤，晌午食莲子、百合，夜眠前饮汤。煎煮适量加水，酌情加入冰糖或蜂蜜。

2. 方药

"救疾之速，必凭于药。"医者，疗疾医病，须辨病源，悉虚实，知寒热，明脏腑脉气之盛衰，晓气血流注之强弱，方可因人、因时、因地、因证、因病制宜，遂立方遣药。立经方（《黄帝内经》《伤寒杂病论》《金匮要略》所载之剂)、时方(历代名医家之医疗经验方剂)或验方及偏方(流传民间而有效验之方剂)。当论治求辨证,辨证而求因,知因而立方,方求甚解,以求"至精至微"。

方药:金樱子25克,沙苑子20克,五味子15克。加水600毫升,煎成400毫升。每日午、晚各服200毫升(午时、酉时,服药尤宜)。

方义:金樱子,性平、味甘涩,归肾、膀胱、大肠经。《本草备要》云:"金樱子,固精秘气,治梦泄遗精。"沙苑子,性温、味甘,归肾、肝经。《本经逢原》云:"沙苑子,为泄精虚劳要药,最能固精。"五味子,性温、味酸甘,归心、肾、肺经。《本经》云:"五味子,益男子精,又益气。"功用:益肾气,固肾精,安心神。

医案:武某,男,27岁,未婚,民警。患者主诉:常梦性事,三至五日一梦,醒后,发现有精液流出,当日有头昏、倦怠、乏力、腰酸等感觉。服药5剂,月内未曾梦遗。又经1月后信访,复语:"再未梦遗"。

第二节
手淫莫频,太过伤身

男子青春时期,气壮血旺而肾气充盈,肾阳亢盛而精足力强,肾脉阴阳相合而情易生、性易动,身安神怡而夜卧舒适,则常可生发阳物(阴茎)勃起。直至中年,独居、夫妻生活不协调等原因,久未性事。阳物勃起,欲念强盛,常会情不自禁地诱发手淫。

玄中子言:

神气交感,气融丹田;

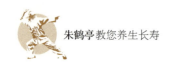

气机流动,周身舒展;

精气盈盛,阳物兴然;

心性恬淡;贵体泰安。

阳物勃起,性欲冲动,乃性灵生理之自然本能。协调心性而制约欲念妄想,则可使心身泰然;欲火炽烈,兴阳不羁,则可导致手淫。

一、阳强手淫

元精壮盛,元阳起兴,心猿意马,触阳物妄泄精。此谓病因。

1. 阳强方药

方药:地骨皮 25 克,柏子仁 20 克,莲子心 15 克。

方义:地骨皮,性寒、味甘淡,归肾、肺经。《汤液本草》云:"地骨皮,泻肾火,补正气。"柏子仁,性平、味甘,归心、肾、大肠经。《本草纲目》云:"柏子仁,养心气,润肾燥,益智安神。"莲子心,性寒、味苦,归心经。《本草纲目》云:"莲子心,清心去热。"

功用:滋肾阴,安神志,泻燥火。

医案:李先生 25 岁,未婚,司机(北京市)。夜眠,阴茎常勃起,性冲动,难入睡,时有手淫。

功效:服药 3 剂,夜眠入睡良好,继服药 3 剂,夜眠不久,即可入睡。自我感觉:服药后,情志恬静,达月余,未曾阳强手淫。

2. 宁性功

功法:仰卧位,胸廓舒展,双手掌心向上,置于股外侧。闭目,舌舔上颚,徐徐以鼻吸气,缓缓以口呼气,呼吸求协调、自然。吸气,宜自丹田由意念引吸气达玉池;呼气,宜自玉池由意念引呼气贯足心涌泉穴。

练法:宜于酉时(午时 5~7 时)、亥时(夜晚 9~11 时)习练。每次习练 15～30 分钟为宜。

按：本功法，使丹田之元气达玉池合玉浆（津液），令阳气和于阴津，贯注足少阴肾脉之井穴涌泉。肾乃"封藏之本，精之处也"。精气交融，津液濡养，可缓肾阳之亢盛，可解阳强之久举（阳强者，阴茎久举也）。习练有方，可见益处。

二、思色手淫

玄中子言：过食伤脾胃，淫色伤肾阴；色乃人之欲，贪色戕伐精气神。道书《还真集》云："夫心易者，大道之源也。""人从心上起经纶。"人之音、容、笑、貌；喜、怒、哀、乐；爱、憎、情、悠、善、恶、正、邪，无不发于心，出于意。心之精神，意之思念，无不显现于言行。故，人之色欲，有节有制发乎心，行淫为邪出乎意。

色乃人之性，出于正常之生理所需，则合乎情理；出于反常之生理所为，则违背道理。人在青春时期，风华正茂，茁壮成长，应固其正气，养其精力，邪念狂荡，恣意纵色，必损其精，败其神，伤其身，养身保身者，切宜戒之。

1. 宁心方药

方药：远志 25 克，合欢花 20 克，知母 15 克。

方义：远志，性微温、味辛苦，归心、肺经。《本经》云："远志，除邪气，利九窍，益智慧，强志。"合欢花，性平、味甘，归心、肝经。《本经》云："合欢花，安五藏，和心志"。知母，性寒、味甘苦，归肾、肺、胃经。《本草纲目》云："知母，下则润肾燥而滋阴，上则清肺金而泻火"。

功用：宁心，安志，除邪，滋阴。

医案：孙某，男，29 岁，未婚，职员（香港）。晚间时常看成人性爱

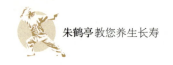

视频,入眠时,往往产生性幻想自慰(手淫)。次日,有头昏重,乏力和精神不振的感觉。

功效:服药5剂,减少看成人视频次数后,自感头昏、乏力症状消失,精神状态良好。

2. 敛意功

功法:盘膝坐位,双手环抱,拇指尖触于内劳宫穴,置于关元穴位。闭目,舌舔上颚,清心静意,徐徐以鼻吸气,缓缓以口呼气。意守神庭穴,徐徐吸气,双手环抱扣紧;缓缓呼气,双手环抱松弛。

练法:适于午时(晌午11~1时)、戌时(晚上7~9时)习练,每次习练15~30分钟为宜。

按:神庭穴,乃足太阳、督脉之会。意守神庭,吸引清气贯阳脉之海,达颅脑之巅;呼引浊气排阳脉之邪,泻心络荥火(内劳宫穴乃心络脉之荥穴)。

第三节
夫妻欢爱,宜常补之

天地之间,以人为贵。人所贵者,其智慧可建设精神文明;其才能会创造物质财富。人之性事,能孕生命,结成人群;可延续世代,构成社会。性事,为阴阳相合之大道,乃传宗接代之命本。故,天地阴阳相生,万物方能无穷;男女精卵相合,人类方可繁衍。性事者,乃天经地义之人道也。

一、房事进补

日月运转分成昼夜、潮汐水流汇成涨落，男女交媾孕成子孙，气血流注养成生机，天地人寰，无不是阴阳相生相成之道。

道书云："孤阴不生，独阳不长。"男女发育至性成熟时期，男子肾气盛则思色，女子肾气足则思春，男性阳刚，女性阴柔，刚柔相合，阴阳相济，男女心神交泰而悦怡，情意交融而欢娱，卿我相投，相互恩爱，则可成交接之道。

食养

男女交媾，男泄阳精，女流阴液。精与液之形成，乃气血之化生；气血之生成，乃水谷之滋养。《黄帝内经》云："人以水谷为本"，"谷肉果菜，食养尽之"，饮食之养，有补虚泻实之力，有壮阳养阴之效。故，求食养以安身神，以和阴阳，是为良方益法。

桑葚黄鳝汤

食方：桑葚40克，黄鳝1条。

方义：桑葚，性平，味甘，归肾、肝经。黄鳝，性温，味甘，归肾、脾、肝经。

功用：《滇南本草》云："桑葚，益肾脏而固精。"《随息居饮食谱》云："桑葚，滋肝肾，充血液，利关节，聪耳明目，安魂镇魄。"《滇南本草》云："黄鳝、添精益髓。壮筋骨。"

食法：将黄鳝去头尾、脏器，洗净，共桑葚置于砂锅或瓦罐，适量加水，武火煮沸，文火煮熟，宜于午时（晌午11～1时）、酉时（晚间5～7时）饮汤（适量）。

功法：站立位，双脚左右分开同肩宽，脚尖向正前方。收腹挺胸，舌舔上颚，双手掌心相对股外侧，头正、闭目。徐徐以鼻吸气，上提阴卵

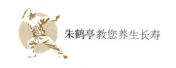

（睾丸），双手用力握拳，缓慢下蹲成骑马式；缓缓以口呼气，松弛阴卵，放开双拳，缓慢站立。一吸一呼为一次，连续8次，自然收功。

练法：宜于卯时（清晨5～7时），酉时（午时5～7时）习练。

按："肾为先天之本"。阴卵乃肾气凝聚之府。吸纳肾气以固精，收拢掌心心包络脉所留之荣火，固元精，强元阳壮身体，以益元气。

二、性事过早过频

现在，性观念越来越开放。男子过早尝试性生活，性事过频，对身体、学习、工作均不利。

玄中子言：精乃生之根，气乃生之本，神乃生之源。少惜精而不妄泄，贵气而不妄耗，保神而不妄伤，乃强身健体之要。故，善养生者，当惜精、贵气、保神。早婚（指未成年结婚），乃失于发育成熟之常道。男子未成年（通常指未满18或20岁之青少年）之时，过早地过性生活，甚至习以为常及恋色，则往往损于人之元精而导致肾亏，肾亏则可引发元气虚弱，气虚则可形成元神不振，精失藏、气失摄、神失守，日久，则可酿成早衰。故，早婚之害，乃伤于稚子年少便施元精于交媾，而损于抱负未定即醉心意于婚情。

幼稚年少，情欲自制，而尚缺理性，色欲自禁，而尚乏明智。若恣意纵情，必然自戕身心，性事过早之弊，则见于贻患健康。

1. 食养

人的生理机能，未臻于发育成熟时期，早婚，则可使精血、脉气过早地受到耗损。若食养不利，常可酿成血虚神衰，气弱体枯。故，调食五味，讲求食养，则可补益气血脉髓，滋养脏腑筋骨，进而增进健康，强壮体魄。

道书云："生以养存，而养必有道"。营者，气血行于脉络也，营气者，贯通脏腑周身以濡养生机也。俗语云："男子血贵如金。"养营以养生，乃养存之道也。

食方：黄精 50 克，百合 50 克，莲子 50 克，红枣 50 克，雌鸡 1 只。

方义：黄精，性平、味甘，归肾、肺、脾经。百合，性微寒、味甘，归心、肺经。莲子，性平、味甘，归心、脾、肾经。红枣，性温、味甘，归脾、胃经。鸡，性微温、味甘，归肾、肝、脾、胃经。

功用：黄精，乃道家养生用于饮膳之上品。民间传称黄精为"仙人余粮""救穷草"等。《本草纲目》云："黄精，补诸虚，填精髓。"《别录》云："黄精，补中益气，安五藏。"《大明本草》云："百合，安心，定胆，益志，养五藏。"《本草纲目》云："莲子，交心肾，固精气，强筋骨，补虚损，利耳目。"《药品化义》云："红枣，养血补肝。"《别录》云："红枣，补中益气，强力。"《圣惠方》云："雌鸡，益血，补气，益脾。"

食法：将雌鸡去毛，除脏器污秽（保留脏器），剖腹腔，装入诸食性药物，用麻线稀疏缝合，置入砂锅或瓷罐（鸡腹向上），加水（浸过鸡腹），武火煮沸，文火炖熟。宜于卯时，（清晨 5～7 时）、酉时（晚间 5～7 时），饮汤（适量）、晌午食肉（适量）。

注意：勿加作料。每食雌鸡 1 只，须停食 5 天。

2. 太一功

功法：清晨，站立位，面向东方（黎明，迎红日东升，尤佳）。挺胸，收腹，头正，闭目。双脚左右分开，同肩宽，脚尖向正前方，舌舔上颚。左手掌心按于百会穴，右手掌心按于左手背正中位。徐徐以鼻吸气，意念自丹田部位，引气上达百会；缓缓以口呼气，意守百会。一吸一呼为 1 次、连续 8～16 次为宜，自然收功。

夜晚，站立位，面向西方（夜阑人静，迎皎月当空，尤益）。挺胸，

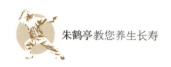

收腹，头正，闭目。双脚左右分开，同肩同宽，脚尖向正前方，舌舐上颚，右手掌心按于百会穴，左手掌心按于右手背正中位。徐徐以鼻吸气，意念自命门部位，引气上达百会；缓缓以口呼气，意守百会。一吸一呼为1次，连续7～14次为宜，自然收功。

练法：清晨，宜于寅时（3～5时）后半时，卯时（5～7时）前。

第四节
早泄，十有八九因心病

阴阳交合，男起阳迅速，多急于求成。因情迫意盛易于激动。阴阳交合，意念为先，意驭情，情敷性，意不坚，情不守，性则失利。故阴阳交合，易于早泄。数十年诊病发现，男子早泄，大多与精神心理因素有关。

1. 早泄之防

功法：行房之事，闭目，舌舐上颚，意念守存于命门穴，收魄门缩小腹，以鼻徐徐吸气，左手中指腹按抚于精囊与会阴穴中间之正中点，顺时针方向旋揉22次，以口缓缓呼气，放松魄门与小腹，反复5次为宜。

功用：固坚阳，补肾阴，敛元气，缩精室。

方药：煅龙骨25克（研末），莲子25克（研粉），莲鬚15克（焙干研末）。

注：煅龙骨末、莲子粉、莲鬚末共拌匀，黄酒空心冲服。每次服3～5克，日服2次。

2. 早泄之治

功法：盘膝正坐位，闭目。舌舐上颚，意念守存于气海穴，收魄门，缩小腹。以鼻徐徐吸气，用左手中指腹按于会阴穴，右手中指腹按于曲骨穴，顺时针方向轻轻按揉32次，以口缓缓呼气。一吸一呼为一次，反复8次为宜。

功用： 涩精固本，补阴强肾。

方药： 金樱子15克，覆盆子15克，五味子10克，桑螵蛸10克。水煎服（早晚饮服）。

按： 中医论治，须先辨证。当先察"四诊"，再明"八纲"。故，因人、因病、因证制宜，乃医病疗疾之要。早泄致病，因素颇多，辨证施治，更为相宜。

第五节
颐养心神，事业有成

人，有了健康的精神和强健的体魄，方会有充沛的精力去从事所要创建的事业。但，人在身体健康时，往往忽视了身体的保健与疾病的预防。尤其是中年男性，上有老、下有小，非常不易。有个好身体，是事业成功的保障。常言道，"防患于未然"，可是，许多人明其理，而不践于行。古人云，"居安思危"，然而，多数人，通其理，而不达于行。故而，疾之酿成，病之潜伏，常常已经形成却未洞察于秋毫，每每造成延误治疗，待病入膏肓之时，已难有回春的妙方了。尤其是很多中年男性，猝死蓦亡，撇下家中老小甚是可怜。故，础润当晓有雨，月晕须知有风。健康之时防灾殃，欢乐之际防生悲。人生匆匆，身体健康，才能创建业绩；岁月飞逝，精力旺盛，才会大展宏图。

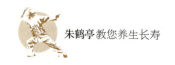

社会愈发达，人之竞争性愈强，竞争愈激烈，人之心态愈易变化。因而，生活在一个紧张的环境中，为保持身体健康，则须善于养生而明于养心之道。养心，乃道家养生之要旨。工作紧张，情绪则易于焦躁，心境烦躁，则易于造成气血偏颇，气血失和，则易于酿成内伤。

中年男性尤要注意！

浮动之心，养之使其宁静，心地平和，气血则安顺，心态则泰然，泰然理事，则会减少工作中之失误，且会安怡心境而益于健康。

中华医学认为，心为生之本，乃五脏之君，人身之主宰。人，心烦意则乱，忧心神恍惚。庄子曰："用心若镜，应物不伤。"在金融、商业、贸易等发达、昌盛的社会里，一切事物，瞬息万变，股市行情，起伏不定，活动、拼搏于经济等各个领域的人们，须呕心沥血地运筹帷幄，须疲于奔命地日理万机，处于千变万化的社会现实中。人，需要饱满的精神，方足以奋战于名利场上。

道家养生学认为，生命之贵在于神，神兴，生命的活力方旺。神衰，生命的活力则弱；神健，生命的能力方强；神失，生命的能力则败。所以，养生所贵者，在乎养神。玄中子曾言："养生之要，养神为贵"。故，保全精力，乃养神之本；和顺气息，乃养神之基；修养性情，乃养神之源。端正心地，乃养神之根。节制七情，乃养神之道。强健体魄，乃养神之法。

很多人到了中年后，出现心神病症者，常见有胸廓不舒，精神不振，头昏脑涨，倦怠乏力，肩背沉重，睡眠不良等等。治法应养心益血，滋肺理气，健脑醒神，强筋壮骨。

1. 食疗：营养素中的"钾"

钾具有保护心肌的重要功用。食物中的黄豆、豌豆、花生、马铃薯、蘑菇、紫菜、海带以及鳗鱼等，皆富有营养素"钾"。此外，"钾"还有活化酸类及促进蛋白质、碳水化合物与热能之代谢作用。

注意，上述食物，宜煲汤淡食，不宜油炸、红烧。

2. 锻炼法：劳宫功

第一式：站立位，双腿左右分开同肩宽，脚尖向正前方，收腹挺胸，舌舔上颚。徐徐以鼻吸气，双手掌心向前，五指分开微屈，手臂缓慢抬至平头鬓部，翻掌，手心向下，缓缓以口呼气，沉肩直臂，自然收功。连续1～3次。

第二式：双手掌心向后，徐徐吸气，手臂缓慢抬至肩部，仰掌，手心向上，缓缓呼气，用力举至臂直，仰面，上视，手掌心向下，沉肩直臂，自然收功。连续做1～3次。

第三式：双手掌心向下，手臂缓慢抬至平乳胸部，双手掌、臂外展，双手心转向外侧，缓缓呼气，用力向两侧推到臂平直，自然收功。连续做1～3次。

第四式：掌心向股外侧，徐徐吸气，屈指用力握拳，缓缓呼气，缓慢伸直五指，自然收功。连续做五至七次。

按：劳宫功，乃调节心包络之经气，以疏通肺、心脉络，输布气血精微，以强化心神。

3. 武术：益心功

站立位，双腿相并，挺胸收腹，自然呼吸。双手握拳，双臂交叉，抢上，双臂向左右用力抢下，双臂向内收拢，双拳相对，平胸，双拳用力平伸向左右，双臂拳抢下，致腰眼位，猛力向正前方直伸，双腿分开半蹲，成半骑马式。双臂拳收回至腰眼位，右臂拳向右方用力平伸，左腿弯曲，右腿向右方低平伸出，成登山式；右臂拳收回右腰眼位，右腿收回弯曲，左臂拳向左方用力平伸，左腿向左方低平伸出，成登山式。左臂拳、左腿

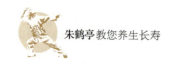

收回，成半骑马式，徐缓站立，自然收功。

按：益心功，乃强化心肺之气血周流，促进气血精微之输布，焕发神志之意气风范。

第六节
腰、背、颈疼，注意舒筋、活络、镇痛

古时，对有气概之男子，多以"目光炯炯，虎背熊腰，健步如飞，气宇轩昂"等词语夸之。对有气质之女子，常以"双眸晶莹，窈窕婀娜，步履轻盈，秀丽娴雅"等词语谦之。

今时，生活在繁荣、热闹、多种经营、广泛社交的社会，许多长期做办公室工作者，除了养生有术，保健有方外，多数人，处于紧迫的工作，忙碌的事务，激烈的竞争，频繁的节奏之中而日复一日地度着岁月时光。

日久天长，健硕之体魄与健美之身躯，会在不知不觉中，趋于未老先衰，年华早逝。当人们处于青春年少时，朝气蓬勃，也许尚不曾觉察到自己身体的变异和健康的变化。一些潜在的生理异常，一些潜伏的病理现象，往往使一些缺乏医学知识的人，淡然视之，漠然对之。常情绪消沉，精神不振，烦、怨、愁、怒冲击了心境，感受了风寒，蕴积了热毒，疲劳过度，病邪侵袭等，波及身体之际，健康状况就会在上述诱因之下产生意料之外的恶化。故强壮之年，戒恃强无忌；健康之日，防生活无度。有节有制地生活，有劳有逸地工作，方能防患于病殃。

香港脊骨神经科学会指出，"香港约有八成市民患腰背病"。这一报道说明患"腰背病"的人，在香港占有相当的数量，咱们大陆地区同样不在

少数。而长期坐办公室的人，往往因身体较长时间的处于坐的体位，使腰背肌缺乏协调性的功能活动，使腰脊骨负荷身体的时间较长，因而，令脊柱神经产生持续性的功能疲劳，久之就会酿成腰背部气血失和，督脉、足太阳经之经络失调，从而形成腰背酸楚，肌肉凝重，甚者，会出现腰背部活动受限等体征。

腰、背、颈部肌组织，产生疲劳性损伤，多形成活动受限和功能性障碍。中医认为，肾为作强之官，肾气不足，则症见腰脊酸重作痛。故滋肾阴，壮肾阳，补益肾精，乃祛腰脊之患，解腰背酸痛之有效方法。脾主肌肉，司运化，腰、背、颈部肌组织，疲劳过甚，常可导致经络传导失调，局部气血不和，而酿成气血瘀滞，脾失健运，进而产生病症。

1. 强健腰、背、颈部饮膳方

猪肾（猪腰子）一对，杜仲 15 克，伸筋草 15 克。

猪腰子洗净（去臊腺），同杜仲、伸筋草共入砂锅内，加水 5 饭碗，武火煮开，文火煲 50 分钟。每日早、晚饮汤半碗。余药，再加水一碗，文火煲 15 分钟。每日早、晚饮汤一碗。饮完为止。

可以补肾益肝，舒筋强骨，缓解拘挛。

2. 舒筋、活络、镇痛药方

狗脊 25 克，老鹳草 50 克，络石藤 25 克。

将药物共入砂锅内，加水 5 饭碗，武火煎开，文火煎 50 分钟，倒出药液。再加水 3 碗，武火煎开，文火煎 30 分钟，倒出药液。又加水 3 饭碗，武火煎开，文火煎 15 分钟，倒出药液。三次药液合之，加热，待服。每日早、晚各服一次，每次服三分之二饭碗。服药二小时内，忌食冰冷食品。

此方治筋脉拘挛，腰背酸痛，有活血、通络、镇痛之效。

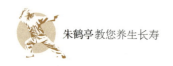

3. 钟离八式

钟离八式，乃道家养生之健身术。相传八仙之一钟离权（道号正阳子），创文、武八段锦及八式。其歌诀为："两手上抬通心窍，左右平推调三焦；转身从仰舒胸背，用力前推松肩腰；半蹲攒拳增气力，一伸一收百病消；挺胸收腹骑马式，抓提锻炼颈背腰。"

第一、二式：站立位，双足尖向正前方，挺胸收腹，舌舔上颚，以鼻徐徐吸气，双手臂上抬至平肩部，后收至肩部，以口缓缓呼气，双手臂分向左右用力推去。

第三、四式：向左侧转身，双手臂随上身后仰，徐徐以鼻吸气，双手臂用力向前推出，下肢成登山式，缓缓以口呼气。

第五、六式：向正前方转身，双腿屈曲半蹲，以鼻徐徐吸气，右拳收置于右侧腰眼位，左手臂平伸向正前方，五指屈曲握拳，后收至左侧腰眼部，以口缓缓呼气，左右交替进行。

第七、八式：徐徐以鼻吸气，双腿继续下蹲，成骑马式，双手臂伸直、垂肩，五指分开，用力抓拿，臂肘屈曲，又手臂上提至胸部，缓缓以口呼气，双手臂下垂至膝盖部位，反复5次，自然收功。

功用：舒展筋脉，强健腰骶，增强颈、背、腰部之脉气和力量。

第七节
养足一身气，远离肺、胃、肠病

民间俗话说："人靠一口气，神凭一炷香。"中医认为："气为血之帅，血为气之母。"中国成语："气冲霄汉"，"气壮山河"。可见，"气"对人来说，既是生命的源泉，又是生理机能的动力，也是气势、气度、气魄的"基因"。故，气与人，有着相依相生的意义。

肺脏乃气之本，为五脏之华盖。养肺而强健肺脏机能，利于呼吸，习气练功，扩展肺泡，以利吐故纳新，此乃增强体质的一种有益方法。

中国谚语：人是铁，饭是钢。可见，饮食对人来说，既是生命的精华又是生理功能的根基，也是食养、食品、食谱、食疗的本源。故饮食与人，有着相生相成的意义。

胃腑乃水谷之海，"六腑之大原也"。养胃而强化胃腑功能，利于消化、吸收，食养食治，加强脾胃运化，以利新陈代谢，此乃增进健康的有效方法。

俗语云："二便通畅少灾殃"。中国民谚："憋屎憋尿，病来闹"。可见，大小便对人来说，既是健康的保障，又是人体吸收养料、排除废料的重要环节，也是改善脏腑功能的必要器官。故，二便与人有着密切关联的作用。

大肠乃传道之官，燥热蕴结于肠则不通，故宜润肠而通便；肾为癸水之脏，膀胱乃出溺之窍，活动腰骶，疏达窍阴，强化气机，以利二便畅通，此乃促进代谢的良好方法。

生活于节奏频快的现实生活里，很多人整天坐在办公室里，长时间的静坐，坚持不懈地做事，无形中接触大自然的空间少了，吸取新鲜空气的条件局限了，因而，肺脏的呼吸机能，相应地缺乏了有益的新鲜空气的供应与濡养。无疑，这对肺脏器官的强化，相对地减弱了。久之，就有可能产生胸闷、气短、胸廓不适、焦躁、胸痛等感觉。为增强肺脏机能，协调呼吸节律，利用片刻之休息时间，习气息，练功法，乃是强健肺脏器官的有益方法。

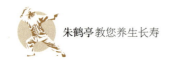

一、食养食治方

谷芽 25 克,红枣 10 枚,开水浸泡(宜用保温杯),酌时饮之。

功用:开胃、化滞、消食、健脾。

精神专一的工作,身体持久的静坐,常可造成肠胃蠕动缓慢,直肠积聚燥热,血液循环不畅而酿致便秘与小便淋沥、短涩。为通达、疏调排泄器官之舒畅,增强腰骶部活动,调节脏腑功能,乃是强化官窍机能之有益方法。

二、按摩法

坐位,双手食、中、无名、大指并拢,置于腰骶部(骶椎至尾椎骨部位)。以指腹上下交替按摩,一上一下地按摩,连续 1～3 分钟。

坐位,双手食、中指腹,沿腹股沟部位,上下按摩,连续 1～3 分钟。功用协调骶部神经功能,贯通八髎穴位气血,增强肾部及腹股沟淋巴之机能效用,疏调腰骶部经气传导。

三、功法

功法一:站立位,挺胸收腹,双臂屈肘,左手掌向上,右手掌托左手背,平放于胸骨位。舌舐上颚,徐徐以鼻吸气;舌抵齿缝,缓缓以口呼气,一吸一呼为 1 次,连续做 15 次。

功用:舒调气息、强化肺机。

功法二:站立位,双腿分开,宽于肩,昂首挺胸,双臂屈曲,双手掌指分开,置于头鬓部位。舌舐上颚,徐徐以鼻吸气,缓缓收腹提气,气息汇聚于胸,舌抵齿缝,缓缓以口呼气,徐徐放松腹部;气息渐渐下沉小腹。一吸一呼为一次,连续做 15 次。

功用：协调气息，贯通肺气。

功法：站立位，双腿分开，宽于肩，挺胸收腹，舌舐上颚。徐徐以鼻吸气，憋住气息，左右手交替拍击脐下小腹及小腹相对之腰部；舌抵齿缝，缓缓以口呼气，双手掌放松分开，自然收功。

功用：强化气息，强健气机。

在紧张的生活里，讲求效率的工作中，从事于办公室工作的人，在短促中休息，在急促中吃饭，紧张的情绪，得不到舒缓，敏捷的劳动，未充分放松，久之，就会影响胃肠的消化功能，从而导致食欲不振，消化不良，吞酸、噫嗝、胸胁闷满等症状。为改善脾胃功能，以食养之，以食治之，此乃良方益法。

第五章 可怜天下父母心，小儿食疗保平安

小儿脾虚
小儿脾疳
小儿伤食
小儿气血亏虚
小儿长高

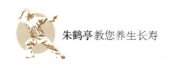

第一节
小儿脾虚

饮食乃养生之本，五脏六腑之生成生命，气血津液之滋润生机，莫不由于饮食而生血脉，血脉而养肌肤筋骨，得以健强生命。脾胃为五脏之宗，脾胃化生精微以养精、气、神。精足以强命，气壮以强身，神盈以强生。脾胃之要乃见。中医讲，小儿"肝常有余，心常有余，肾常不足，肺常不足，脾常虚"，小儿脾虚，会诱发很多疾病，父母应引起注意。

1. 食方一

龙眼肉：性温，味甘，入心、脾经。龙眼乃益脾、养心之食，为补脾胃，养营血之药。《本草纲目》云："食品以荔枝为贵，而滋益则龙眼为良。"善食龙眼并饮其汁者，有养营血而安心神之力，有补心气而益脾气之功，故龙眼有"果中神品，老弱宜之"之美誉。

食法：龙眼肉砂锅内煎汤。男幼儿，戌时（晚19～21时）饮汤。女幼儿，巳时（上午9～11时）饮汤。

2. 食方二

山药：性平，味甘，入脾、肺、肾经。山药，乃补脾益气之食，为补脾肺，益肾强阴之食药。《随息居饮食谱》云："薯蓣（山药），煮食补脾胃，调二便，强筋骨，丰肌体。"故婴幼儿食饮之，益于发育、生长。山药，可益脾气而渗湿，滋阴血而消烦热，助脾气而益消化。故婴幼儿常外感"六淫"之邪而生湿热，善食之，必受其益。

食法：鲜山药去皮切片，入砂锅内煎汤。男幼儿，巳时（上午9～11时）饮汤；女幼儿，辰时（7～9时）饮汤。

3. 食方三

蜂蜜之滋补功效，相传悠久，我国周朝武王纳贡于蜂蜜，医圣扁鹊使蜂蜜行医。《本草纲目》云："蜂蜜之功有五：清热也，补中也，解毒也，润燥也，止痛也。"婴幼儿，生机旺盛，发育迅速，生长日增，因而身体所需的营养物质，既要丰富，又要良好。蜂乳乃助长婴幼儿生长、发育、益体、强身之滋补佳品。

食法：男幼儿，宜于寅时（晨3～5时）、酉时（下午17～19时）食用；女幼儿，宜于午时（中午13～15时）、亥时（晚21～23时）食用。可掺入乳品而食，亦可白开水调食。

第二节
小儿脾疳

《黄帝内经·素问·灵兰秘典论》云："脾胃运纳五谷，故为仓廪之官，五味入胃，脾为转输，以养五藏气，故五味出焉。"胃主受纳，脾主运化，脾胃乃化生食物之本源。幼儿乳食不节，伤及脾胃，出现面色萎黄，食欲不振，身困神倦，腹胀痞满，大便恶臭，异食泥土等，乃脾疳之疾。

疳疾，常见于幼弱儿。多因乳儿断奶过早，饮食失节，虫疾、食积，病后失养等所致。脾疳（"食疳""疳积"），乃五疳（心疳、肝疳、脾疳、肺疳、肾疳）之一，亦乃疳症中最基本之症候。

食方：鲜山药一段（5寸长），莲子24枚，橘皮5克。

方义：山药，性平，味甘，入脾、肺、肾经。《本草经》云："山药，

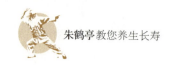

补虚，除寒热邪气，补中益气力，长肌肉，久服耳目聪明。"莲子，性温、味甘，入心、脾、肾经。《本草求真》云："莲子，为脾之果，土旺则四藏皆安，而莲之功大也。"橘皮，性温，味辛，入脾、肺、大肠经。药圣李时珍曰："脾乃元气之母，肺乃摄气之源，故橘皮为二经气分药。"山药，有健脾和胃之功；莲子，有和脾养心之效；橘皮，有醒脾理气之用。三味相合，可成益脾平疳之剂。

第三节

小儿伤食

伤食，乃婴幼儿常见疾患。婴幼儿乳、食失宜，滞积胃肠；寒、热之邪入侵脾胃；脾胃失养，运化不利，乳食隔夜不消等，多可酿成"伤食"。伤食之疾，多见嗳腐吞酸，食欲不振，脘腹胀闷，舌苔厚腻等。

伤食，多因脾胃虚弱所致，健脾和胃，以助消食化滞，乃婴幼儿育养之要。

食方：麦芽 15 克，谷芽 10 克，山楂 10 克。

方义：麦芽，性温，味甘，入脾、胃经，可助胃气健脾胃。谷芽，性温，味甘，入脾、胃经，其有健脾开胃之功，且有消食化积之力。山楂，性平，味甘、酸，入脾、胃经，破瘀散结，除疳疾，消肉食。麦芽、谷芽，有消食养胃之利，山楂有破滞化食之益。三味相合，服用适宜，"伤食"之患，解之可安。

食法：麦芽、谷芽、山楂共入砂锅内，文火，水煎取汤，宜于辰时（晨 7～9 时），亥时（晚 21～23）适量饮用。

第四节
小儿气血亏虚

气,乃人体活动之物质基础之一。中医基础理论认为,五脏六腑各有脏腑之气。血,乃生理机能之物质基础之一。中医理论认为,血液运行脉中营养全身。气血之养,乃育养生命之本。气血滋养脏腑,使肺输气、心布血、脾运化、肾藏精、肝藏血,故气血润养脏腑之气化、化生、流注作用,影响着婴幼儿的发育生长。

1. 食方一

方药:柏子仁5克,荔枝肉5枚。

方义:柏子仁,性平润,味辛,入心经,养心血、通心窍、益血、宁心。补肝脾而益肝之藏血,脾之统血,乃柏子仁之长。荔枝,性温,味甘酸,入肝、脾经,助脾气,益肝血,滋阴养营,补养血虚。二味相合,有益气养血之功,有滋阴壮阳之效。婴幼儿或乳母饮用,日久,可见其益。

食法:将柏子仁、荔枝共入砂锅内,加水文火煎汤饮之。宜于寅时(晨3~5时)、午时(11~13时)、酉时(17~19时)饮用。饮量随意,连续饮用3~5时,停饮3日。

注:内加甘菊5朵,以滋肺阴而降火除热,养睛目,以祛肝风。

2. 食方二

方药:桑葚15克,龙眼16枚,葡萄24颗。

方义:桑葚,性平,味甘,入肝、肾经,功能滋肝补肾,充血脉,养阴精,健筋骨。龙眼,性温,味甘、入心、脾经,为养心补脾之要药,养血补气之仙果。滋营而充液,安神而宁志。葡萄,性平,味甘,入肝、肾经,功能补血,强心,滋肾阴,益肝,养胃,强筋骨。三味相合,养心

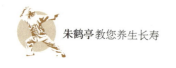

而益血，补肾而滋肝，强先天之本，利肝而舒筋，保心而安身，固肾而益精，婴幼儿及乳母宜食，受益。

食法：将桑葚子、龙眼肉、葡萄干，共入砂锅内，文火水煎。宜于午时（11～13时）、酉时（17～19时）饮用。

注：内加冰糖适量。

3. 食方三

方药：柿饼2个，粳米100克，百合8瓣。

方义：柿饼，性涩平，味甘，入肺、脾、胃经，滋肺补脾，定喘咳而开胃，润肠益血，通便而止血。粳米，性平，味甘，入脾、肺经，养脾胃之气，生阴液滋肺。《随息居饮食谱》云："粳米，浓米饮代参汤，每收奇绩。"百合，性微寒，味甘、淡，入心、肺经，滋肺养心，利咽止咳而清热安神。三味相合，补肺脾，益气血，利于婴幼儿发育、生长。

食法：将柿饼、百合煮烂捣泥，掺入粳米浓汤内，搅拌均匀食用。宜于卯时（晨7～9时）、巳时（上午9～11时）、亥时（晚21～23）时服用。

第五节
小儿长高

中医讲，肾主骨，肝主筋。婴幼儿发育生长中，筋力之强弱，表现着筋血之盛衰。而筋血之盛衰，与肝脉有着密切关系。肝脉疏泄畅达，筋脉则屈伸舒展，肢体、关节则活动柔利。婴幼儿发育生长中，骨之坚实，表现着精气之强弱。而精气之强弱，与肾脉有着直接联系。"**肾主骨**"，肾气充足固摄，肾水则滋养有度，发育生长则蓬勃旺盛。

1. 食方一

食方：黄鳝 1 条，桑葚子 10 克。

方义：黄鳝，性温，味甘，入肝、肾经。善通经络，增力而壮筋，补气益血，除湿而坚骨。桑葚，性平，味甘，入肝、肾经。滋肾养肝，补益气血，强健筋骨。二味相合，补益肾阴而强健髓骨，通达脉络，而增强筋力。

食法：将黄鳝洗净，子时（夜 23～1 时）至辰时（晨 7～9 时），水浸泡，切段，同桑葚共入砂锅内，加水文火煮之。加黄酒适量。加食盐少许。宜于卯时（晨 5～7 时）、酉时（上午 17～19 时）饮汤适量。

2. 食方二

食方：青豆 64 粒，赤豆 32 粒，黄豆 40 粒，白豆 56 粒，黑豆 64 粒。

方义：五色豆饮，乃崂山道人玄中子习练气功所习用之方。为强健筋骨，滋补五脏，育养气血之食方。此方，用于童叟、妇婴皆宜。

肝属青，心属赤，脾属黄，肺属白，肾属黑，五豆之性味所主，青豆补益于肝筋，赤豆滋养于心血，黄豆充实于脾肉，白豆和顺于肺气，黑豆强健于肾骨。五豆相合，可促进发育，延缓衰老。天然食物，为养生机之品。"五谷为养"乃养生益寿之道。善养之，则见其益。

食法：将五色豆洗净，入甘菊水中浸泡，自亥时（晚 9～11 时）至辰时（晨 7～9 时）。泡豆水同豆共入砂锅内，文火煎煮之。

宜于：丑时（夜 1～3 时）、寅时（晨 3～9 时）、巳时（上午 9～11 时）、午时（中午 11～13 时）、酉时（下午 17～19 时）饮用。饮用时间与饮量酌情。饮时最宜徐徐下咽。

第六章 欲求寿者，必先祛病

养命必先养心
中药降"糖"，效果惊人
欲要排毒，先除便秘
人活一口气，老人要防咳喘病
肝要常疏泄，人要防怒郁
除腰腿病痛，走路无须人扶就是福
癌症慢性病，不怕须早防
腰为肾之府，腰脊疼痛要补肾
节欲习剑术，老年人强身健体法
道家独有，养益气息法
常见病艾灸方
常见病偏良方

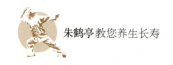

人之生，禀气于天，承物于地，应四时之节气以育生，受万物之精微以养生。顺乎自然变化，可御六淫之邪，节制七情六欲，可防内伤之疾。故，养生之道，源于健身益体，本于防病祛疾。

人之病，感于外者，常因春风、夏湿、秋燥、冬寒等侵袭肌肤、腠理，五官九窍；伤于内者，多因抑郁、忧虑、愤懑、饮食失节、过度劳逸、不讲卫生、恶习不拘所致。人之安，须防患于未然，善于养生，"治未病"，求五谷之养。炼身体，求抗病之本。既病，应善饮食，以强健体魄而固本；当善服药，以补虚泻实而除疾。扶正、固本，习练气功，可生养生之益；祛邪、强标，"医食同源"，可生驱邪之效。病症之患，危害健康，损害年寿，年华之夭折，才智之陨落，皆伤于疾病。故，"养生当论食补"，救疾宜用药攻。

第一节
养命必先养心

心主血，心藏神。心者，五脏之君。心血之输布，灌注于脏腑、脉髓、肌肤、筋骨、五官九窍。人体之生理机能，承心血之濡养，方得以产生效能。心神之昌明，统帅着人之精气、精力而产生着智力，协调着肌体活动。

心开窍于舌，荣华于面，"舌为心之苗"，望舌色、舌质、舌形之状态，可测知病情，此乃中华医学诊断之本。观面之色，可感知病情，亦乃中医诊断之法。心之官，乃脏腑之最，故，保养心气，实为至要。

1. 治疗心脏病（冠心病）方药

方药：丹参 20 克，莲子 16 枚，山楂 15 克，五味子 5 克。

此方中，君药丹参，味苦，性微寒，有活血化瘀之功；臣药莲子，味甘涩，性平，有养心清热之用；佐药山楂，味甘、酸；性温，有安心神、镇心悸之力。使药五味子，《神农本草经》列为上品，补五脏之气。

将丹参、莲子、山楂、五味子，放入砂锅内，加水500毫升，文火煎之。适于午时、戌时服用，每次服150毫升为宜。

雍女士，62岁，香港某公司总经理。心悸怔忡，心搏间歇（3～4搏一停）。凡遇凉风、疲倦、烦忧、焦虑、受凉，皆可引发手足颤抖、心悸、昏厥，一日可发病十余次。患病十余年，曾就医北京、香港，皆未见显效。经采用针灸、气功治疗，并服用以上方药，症状缓解，发病次数逐日减少，每周治疗2次，3个月痊愈。

2. 养护心脏饮膳方

（1）崂山道人玄中子"养心汤"：莲子16枚，龙眼16枚，猪心1个。午时，莲子、龙眼肉、猪心（洗净），入砂锅或瓦罐内，加500毫升水，文火炊之，并加黄酒（适量），盐少许，红糖（适量）。早饮汤，午食肉。

（2）崂山道人玄中子"养心粥"：小麦粒50克，五味子5克，红枣16枚。

注：午时，将小麦粒、五味子、红枣，入砂锅或瓦罐内，加水800毫升，文火煮之，并加红糖（适量），午时食用。

3. 治疗心脏病（冠心病）针灸法

取穴：太溪，乃肾水之原。水克火，调肾阴之水，以和心脉；太冲，乃肝木之原。木生火。泄肝木之火，以平心气；内关，乃心包络之络，包络有护心之益，通达包络之脉气，以养心经，乃养心益血之道。

针灸法：先针，后灸。针太冲，灸太溪；针灸内关。迎随补泻法，开

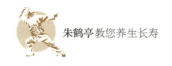

阖补泻法。针1~2分钟为宜；灸红晕为度。

4. 护心功

午时，面向东方，站立位，双目微闭，挺胸收腹，舌舔上颚，意守巨阙穴。以鼻徐徐吸气，神领气集聚于巨阙穴部位，闭气，以口缓缓呼气，神领呼气，输布于舌，一呼一吸为一次，反复七次（男八、女七）。

戌时，面向南方，坐位，双目微闭；挺胸收腹，舌舔上颚，双手掌心重叠（男左手掌心在下，右手掌心在上；女右掌心在下，左手掌心在上），仰掌，置于曲骨穴部位。以鼻徐徐吸气，神领吸气，由曲骨穴上升至巨阙穴部位，闭气，以口缓缓呼气，神领呼气，输布于膻中穴部位。一吸一呼为一次，反复七或八次（男八女七）。

功用：益心气，养心血，通血脉，调心经。

第二节
中药降"糖"，效果惊人

中华医学认为消渴病症（糖尿病），乃三证（"上消""中消""下消"）之合称。上消（亦称"肺消"）：症见口渴，多饮。口干舌燥，多溲者属热证。饮少溲多，消瘦，乏力，气短者，属寒证。中消（亦称"脾消"）：症见多食易饥，消瘦，便秘，溲溺赤黄等。下消（亦称"肾消"）：症见多尿，溲溺如膏脂，易烦躁，口干，喜饮等。

尽管糖尿病与遗传、病毒感染、胰岛受损等有密切关系，但长期精神紧张、过度肥胖等，亦会诱发糖代谢紊乱或胰岛素分泌失调，从而导致生理、病理性因素，酿成病症。正如，中医所论：精神忧郁，性情躁急，神志不宁，辛劳过度，均可导致脏腑失调，运化失和，疏泄不利而酿成疾病。过食甘肥厚味（如蛋黄、猪肝、肥猪肉、猪大肠、火腿、腊肠等），致使肺、脾、肾肺积热灼盛，火结阴亏，津液枯竭，湿壅燥滞，疏泄偏颇，可致消渴。

一、消渴症方药

淮山药50克，泽泻25克，粟米50克，白雄鸡1只。

君药：山药，性平，味甘，有补脾胃，益肺肾之功。臣药：泽泻，性寒，味甘、淡，有利尿、清止消渴之用。佐药：粟米，性微寒，味咸、甘，有清脾胃之热，止消渴之效。使药：白雄鸡，性微寒，味酸，有安五脏，止消渴之力。

注：白雄鸡去毛、五脏，将山药、泽泻、粟米，入鸡腹腔内，丝线缝合（缝口向上），置入瓷锅或瓦罐内，加水及佐料（食用者随意），蒸食。申时、酉时饮汤，辰时、巳时食肉（亦可食药物）。

联合国援助署署长James Franks博士已达古稀之年了，不幸患上糖尿病已有数载。我为其取意舍、志室、通谷、梁门、天枢、阴陵泉等穴位点按。同时开出药方，葛根25克，淡竹叶15克，地骨皮15克，茯苓20克，泽泻20克，扁豆20克，天门冬20克，天花粉20克，水煎服。第一次治疗前的血糖测试为192 mg/dl，治疗后的测定为167 mg/dl。第二次治疗前测试为144 mg/dl，治疗后即测为140 mg/dl。第三次治疗前再测为149 mg/dl，治疗后再测为146mg/dl；第四次治疗前测为160 mg/dl，治疗后又测为140 mg/dl。James Franks博士，要求进行巩固疗效性的医疗。治疗前，血糖测试为：140 mg/dl，治疗后测定为：125 mg/dl。

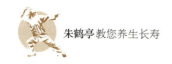

二、清化"消渴"饮膳方

1. 消渴汤

冬瓜半个,黑豆64粒,山药50克,天花粉20克。

注:将黑豆、山药、天花粉入冬瓜内(冬瓜去瓢)加水适量,将冬瓜置入瓷盆内蒸之。巳时、申时、酉时、亥时,饮汤及食之。

2. 消渴糊

黑豆、白扁豆、白萝卜。

注:将黑豆、白扁豆磨成豆腐,白萝卜切成细绒,放入豆腐,熬成糊。申时、酉时、辰时、巳时随意食之。

三、消渴症针刺法

取穴:大包,乃脾土之大络,脾主运化,脾络之经气输达,可强化脾胃之功能;意舍、志室,乃膀胱经循行于督阳脉络之穴道,转输脾、肾脉气之功用。协调脾、肾二脉,补益运化、疏泄之气,可利于消渴之症。

针灸法:针大包穴,施以迎随补泻法,灸意舍穴,施以补法;针志室穴,施以开阖补泻法。针3～5分钟为宜,灸红晕为度。

四、糖尿病"降糖"锻炼法

消渴症,多因邪热内炽,津液耗损,胃火炎盛;肾阴虚亏,脾失健运所致。巳时,站立位,面向东方,双目微闭,挺胸收腹,舌舔上颚,意守章门穴,以鼻徐徐吸气,神领吸气,集聚于章门穴部位,闭气,以口缓缓呼气,神领呼气,输布中脘穴。一吸一呼为一次,反复七次或八次(男八、女七)。酉时,坐立位,面向北方,双目微闭,挺胸收腹,舌舔上颚,意守京门穴,以鼻徐徐吸气,神领吸气集聚于京门穴部位,闭气,以口缓缓呼气，神领呼气，输布于下脘穴，一吸一呼为一次，反复七次或八次（男八、女七）。

亥时，仰面卧位，双目微闭，双手掌心向上，舌舔上颚，意守石门穴，以鼻徐徐吸气，神领吸气集聚于石门穴部位，闭气，以口缓缓呼气，神领呼气，输布于上脘穴，一吸一呼为一次，反复七次或八次（男八、女七）。

功用：健脾以助运化，补肾以利水道，调三焦以利脏腑。

第三节
欲要排毒，先除便秘

大便干燥秘结，排出困难，或干结坚硬，或状如羊屎，大便常数日不通。便秘可分阳结与阴结。阳结，乃胃肠燥热，多表现烦渴、腹胀、气滞、实热。阴结，乃胃肠气虚，多表现肠鸣、腹痛、津干、寒结。故，阳结为实邪之证，阴结乃虚寒之证。

一、便秘药方

方药：肉苁蓉20克，桑葚子25克，柏子仁15克，松子10克。

君药：肉苁蓉，性温，味甘、酸、咸，有补肾益胃，润燥滑肠之功。**臣药**：桑葚子，性微寒，味甘酸，有滋阴生津，润肠化结之用。**佐药**：柏子仁，性平，味甘、辛，有养心益神，润燥通便之效。**使药**：松子（去皮），性平，味甘，有温胃通肠，润燥滑肠之力。

注：将肉苁蓉、桑葚子、柏子仁、松子，放入砂锅或瓷罐中，加水500毫升，文火煎之。卯时、亥时，随意服用，每次服100～150毫升

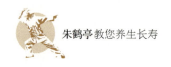

为宜。

二、润肠饮膳方

1. 药方

方药：火麻仁 1 克，郁李仁 10 克，胡桃肉 20 克。

注：卯时，将火麻仁、郁李仁、胡桃仁，放入砂锅或瓷罐内，加水 300 毫升，文火煎汤饮之。

2. 润肠酱

食方：香蕉一只，黑芝麻 5 克（研末）。

注：将香蕉碾成酱，拌入黑芝麻末（或香蕉蘸芝麻末）随意食之。辰时、亥时为宜。

三、便秘针灸法

取穴：中髎、支沟、水道穴。

中髎，乃肝胆之会，灸之以泻肝木之邪，而养益脾土健运之气机；支沟，乃三焦脉之所行经火，针之可疏通三焦之经气，以化凝滞；水道，乃胃脉流注之穴道，针之，可泽润肠道。

针灸法：针刺，以捻转、提插补泻法为施术之要，灸法，以先泻后补，平补平泻为艾灸之要。针 5～7 分钟为宜，灸红晕为度。

四、润肠功

卯时，面向南方，站立位，双目微闭，挺胸收腹，舌舔上颚，意守中脘穴，以鼻徐徐吸气，神领吸气集聚于中脘穴部位。闭气，以口缓缓呼气，神领呼气，输布于长强穴。一吸一呼为一次，反复七次或八次（男

八、女七）。

亥时，面向西方，站立位，双目微闭挺胸收腹，舌舔上颚，意守下脘穴，以鼻徐徐吸气，神领吸气集聚于下脘穴部位。闭气，以口缓缓呼气，神领呼气，输布于下巨虚穴。一吸一呼为一次，反复七次或八次（男八、女七）。

功用：贯通六腑会穴中脘之经气，以疏泄六腑之热邪；协调肾脉、督脉之阴阳，以除阳实之邪与阴虚之寒，化解脾湿寒凝与胃脉燥火，疏通肠道经气，破解瘀滞凝结，泻实补虚，秘结可解。

第四节
人活一口气，老人要防咳喘病

人之生命，由肺机之吸纳清气，呼吐浊气，而化生精微物质产生血液以养生。肺司呼吸，肺气宣发、肃降，以协调生机。肺气化生之津液以滋养肺阴，肺阴虚亏，则易生内热，而产生盗汗、干咳、烦热不宁；肺主皮毛，风寒湿邪侵袭肌肤卫表，使外邪壅阻于肺，肺机宣发不畅，则可产生气急、咳嗽、痰盛、发热等。外感风寒湿邪，内伤肝脏气机，可使肺气郁滞不宣，而产生咳嗽气短，痰多清淡、黄稠、胸痛、咯血等。

一、咳喘方药

款冬花15克，百合25克，枇杷叶15克，杏仁15克，桔梗15克，山药25克，橘红15克，橘络10克。此方化痰，止咳，益肺，理气，滋阴，清热。

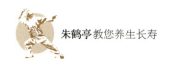

注：将诸药入砂锅内，加水，文火煎汤，宜于寅时、亥时服用，每次服200毫升为宜。

二、"养肺滋阴"饮膳方

（1）白果8枚，杏仁16枚，猪肺100克。将猪肺切成薄片，同白果、杏仁共及砂锅内，加水文火煮食之。加蜂蜜适量。寅时喝汤，午时食肉（随意）。

（2）梨1个，青萝卜100克。将梨（洗，带皮）、青萝卜，切成丝，加蜂蜜、麻油（适量）文火水煮。寅时、亥时饮汤，巳时食肉。

三、咳喘针灸法

取穴：阴陵泉、足三里、尺泽、曲池、云门、魄户诸穴。

阴陵泉乃脾脉合水，足三里为胃脉合土，"所入为合"，脾胃二脉之合，养肺金，可补益肺气；尺泽乃肺脉合水，曲池为大肠合土，肺与大肠相表里，土乃肺金之母，水为肺金之子，表里相生，"母子"相依，可合顺肺气以理肺机。云门，有镇咳之功，魄户有定喘之效，相辅而治，则有相成之益。

针灸法：针阴陵泉，灸足三里，针尺泽，灸曲池，针云门（宜进针5分），灸魄户。针宜先取捻转手法，后取提插手法，留针3～5分钟为宜。灸宜红晕为度。

四、"养肺滋阴"功

寅时，仰卧位或坐卧位（肢、臀、腰部平卧，背、颈垫高）。目微闭，舌舐上颚，双手仰掌，平放于股外侧，意守中府穴，以鼻徐徐吸气，神领吸气集聚于中府穴部位，闭气，以口缓缓呼气，神领呼气，输布于尺泽穴。一吸一呼为一次，反复七次或八次（男八、女七）。

巳时，面向西方，坐位，双目微闭，挺胸收腹，舌舔上颚，双手中指腹，按抚于双侧足三里穴，一吸一呼为一次，反复七次或八次（男八、女七）。

亥时，面向西方，站立位，双目微闭，挺胸收腹，舌舔上颚，意守天突穴，以鼻徐徐吸气，神领吸气集聚于天突穴部位，闭气，以口缓缓呼气，神领呼气，输注于合谷穴。一吸一呼为一次，反复七次或八次（男八、女七）。

功用：宣和肺气，协调肺机，补益脾土，滋养肺金，通贯阴维、任脉之会，疏达肺表阳明之原。阴阳得以调和，肺气得以宣通，痰壅气滞之患，可得消除。

第五节
肝要常疏泄，人要防怒郁

肝主疏泄，生克于肾脾二经，肝气舒畅，则可益肾水之疏利，脾土之运化，肝藏血，化生于心肺二经，肝血输布和顺，则可益于心血之流注，肺气之统摄。故滋濡肝阴，肝阳升发调达，肝经脉气，则通畅而不郁结，筋脉、睛目、胸胁、胃脘，则会舒展而疏达。

一、肝病方药

方药：龙胆草20克，菊花7朵，红枣8枚，香附15克。
君药：龙胆草，性寒，味苦，有清肝火，利胆热，除下焦湿热之功。

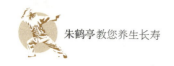

臣药：红枣，性温，味甘，可补脾胃，以养十二经脉。佐药：菊花，性微寒，味甘、苦，能清肝火。使药：香附，性平，味辛、微苦，有舒肝、解郁、行气、散滞之效。

注：将龙胆草、菊花、红枣、香附加入砂锅内，加水文火煎之。适于子时、丑时、寅时、申时、亥时，随意择时内服，每次服150毫升为宜。

二、养肝祛病饮膳方

（1）李子7颗，藕粉（适量），山药粉（适量）。藕粉、山药粉，制成粉糊。放入李子丁，加冰糖（适量），食之。宜于子时、丑时、寅时、申时、酉时、亥时，随意择时而食。

（2）鸡肉丁100克，猪肝丁50克，青皮15克。鸡肉、肝、青皮切丁，煲汤，食之。宜加菊花7朵，冰糖（适量）。适于卯时、申时、酉时食用。

三、肝病针灸法

取穴：侠溪、行间、脊中、上脘诸穴。

侠溪，乃胆经荥水之穴，泻肝经之实，以祛肝邪；脊中，乃督脉疏调脾脉经气之阳，补泻之，以养脾机而制肝邪；上脘乃胃、小肠，任脉之会而络脾，补泻其经，以和脾胃而益肝。

针灸法：迎随补泻法，针侠溪、行间；补泻之法，灸脊中、上脘。针3～5分钟为宜，灸红晕为度。

四、养肝祛病功

丑时，仰卧位，舌舔上颚，双目合闭，双手仰掌，平放于股外侧，意守期门穴，以鼻徐徐吸气，神领吸气集聚于期门穴部位。闭气，以口缓缓呼气，神领呼气，输灌于双目（目光于眼睑内直视）。一吸一呼为一次，反复七次或八次（男八、女七）。

寅时，仰卧位，舌舔上颚，双目合闭，双手仰掌，平放于股外侧，意守中府穴，以鼻徐徐吸气，神领吸气集聚于中府穴部位。闭气，以口缓缓呼气，神领呼气，输注于日月穴。一吸一呼为一次，反复七或八次（男八、女七）。

酉时，站立位，面向东方，舌舔上颚，双目微闭，双手掌心抚于京门穴，意守京门穴，以鼻徐徐吸气，神领吸气集聚于京门穴部位。闭气，以口缓缓呼气，神领呼气，输注于期门。一吸一呼为一次，反复七八次（男八、女七）。

功用：补肺金之气，以制肝木之邪，滋肾阴之水，以养肝木之气；化肝木之郁，以通肝木之窍。舒肝以助疏泄，清肝以和经脉，养护之益，乃见。

第六节
除腰腿病痛，走路无须人扶就是福

肾乃作强之官，在体为骨，肾藏精，主髓，肾精虚亏，肾气则不足，症见：腰脊酸重作痛。故，滋肾阴，壮肾阳，补益肾精，乃祛腰脊之患，解腰背酸痛之有益方法。

脾主四肢百骸，人身之运化全赖脾气。脾虚四肢则不举，脾失健运，肌肤则失润泽，故，健脾益气，驱湿利肌，乃强健肢体之要。

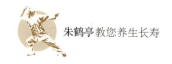

一、腰腿痛方药

鸡血藤 25 克，海风藤 20 克，丁公藤 15 克，络石藤 15 克，桑寄生 15 克，独活 20 克，五加皮 25 克。用 1000 毫升白酒浸泡，置于阴凉处，21 天后饮用。每次饮 10 毫升（睡前饮用）。诸药，亦可加水煎服。加水 1000 毫升煎成 500 毫升，睡前服 100 毫升。

在铁路部门工作的一位 64 岁老先生，腰腿痛达三月余，坐、立疼痛难忍，家人搀扶患者求治。

针刺：腰俞、合阳、脊中、飞扬、白环俞、阳陵泉诸穴。捻转补泻法，留针 10 分钟。针刺一次，患者自行站立，疼痛消除，独立行走。

二、强健腰肢饮膳方

（1）猪肾（猪腰子）1 对，菟丝子 5 克，桑葚子 5 克，覆盆子 5 克。猪腰洗净（去臊腺），同菟丝子、桑葚子、覆盆子共入砂锅内，加水 2000 毫升，文火煮之，煎成 1000 毫升，早、晚饮汤，中午食肉。

（2）猪蹄 2 只（前蹄），白术 15 克，枸杞子 5 克，杜仲 5 克，共入砂锅内，加水 2000 毫升，文火煮之，煎成 1000 毫升，早、晚饮汤，中午食肉。

三、腰腿痛针灸法

取穴：腰俞、承筋、飞扬、白环俞。

腰俞，乃督阳脉腰脊经气之所注，通达脊柱经气，以强腰力；承筋，乃通达膀胱经之经筋，疏通筋络气机以利肢力；飞扬，乃足太阳络脉，别走肾经，调节足太阳、少阴之脉气，可疏和腰背经气；白环俞，乃腰、髋、肢、足经气之所行，疏调白环俞之经气流注，可强化腰肢脉气。

针灸法：先灸、后针（承筋不宜针），灸腰俞、承筋，针飞扬、白环俞。迎随补泻法、开阖补泻法。宜留针 5～10 分钟。灸红晕为度。

四、腰肢功

（1）巳时，面向南方，站立位，双腿分开同肩宽，双手掌心向前。闭目，舌舔上颚，意念守存于脊中穴部位，以鼻徐徐吸气，意领吸气，顺时针方向旋转于脊中穴部位八次（男八、女七），以口缓缓呼气。以鼻徐徐吸气，闭气，双手掌心旋转向后，手背向前，左右手背，交替抢拍肾俞、脾俞。一左一右为一次，反复七至八次（男八、女七）。以口缓缓呼气。

功用：强健肾气，强化脾气，增强腰力。

（2）酉时，面向北方，坐位，双腿分开，闭目，舌舔上颚，意念守存于命门穴，以鼻徐徐吸气，双手掌分别按摩上、次、中、下髎穴位，闭气，双手掌心按摩居髎穴，以口缓缓呼气，以鼻徐徐呼气，双手掌心按摩风市穴、阳陵泉穴、足三里穴；闭气，双手无名、小指屈曲，拇指腹置于无名、小指指甲上，食指屈曲置于中指本节之上，中指伸直，指腹点于丘墟，以口缓缓呼气，一吸一呼为一次，反复七八次（男八、女七）。

功用：通经活络，强健腰骶，舒展筋脉，强化肢力。

第七节
癌症慢性病，不怕须早防

癌，通常被人们称谓不治之症，因尚无根治之方。凡病，必有致病因素，明察病因，方可因人制宜；凡病，必有治病良药，验证药效，则可因病制宜。气之滞，血之瘀，可形成寒热痒痛；经之阻，脉之塞，可酿成胀

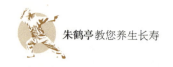

块肿物。万物,有滞必有消,有瘀必有化,有阻必有通,有塞必有开,有结必有散,有生必有克。故,世间,无有不治之症,只因未得良方;人间无有百治之药,终因生死有定。医者,行医德之道,尽医道之心,求益方,寻良药,济人扶危,则可彰益于毅。

一、治癌方药

(1) 黄精:性平,味甘,功能长于补益脾胃,滋养心肺。乃道家养生之药。医有"黄精可代参草"之说。

(2) 白果:性凉,味甘,功能长于益肺、固肾、补脾。乃道家养生之果。医有"白果可消毒杀虫"之说。

(3) 绿豆:性凉,味甘,功能长于清热解毒。乃道家养生之豆。医有"绿豆可解热毒,疗痈肿"之说。

(4) 猴头蘑,性平,味甘,功能长于补脾益气。乃道家养生之菇。医有"猴头蘑化瘀消肿"之说。

(5) 赤豆:性平,味甘,功长于健脾,祛湿化瘀,解毒。乃道家养生之豆。医有"赤豆散血、消肿、化瘀、止痛"之说。

(6) 黄精、白果、绿豆、猴头蘑、赤豆五药,乃方药之本。辨证时因人而异加减药味,施治而配伍佐使,以立方论治。

第八节
腰为肾之府,腰脊疼痛要补肾

肾主骨,脾主肌、肾、脾二脉气血不和,常可酿成气滞血瘀。六淫邪侵，闪、挫、扭、脱，多能致筋骨损伤。外感、外伤则可添因成疾，内损、内伤，则可酿成疾患。故，滋补肾精，强健脾气，乃防各种腰脊病之要。

一、腰脊病方药

方药：当归 25 克，白芍 15 克，续断 20 克，䗪虫 10 克，威灵仙 20 克。

方义：当归，性温，味辛、甘，有补血、活血之益。白芍，性微寒，味酸、苦，有益血、养筋、解痉、止痛之功。续断，性微温，味苦、辛，有通血脉，强筋骨，壮腰膝之力。䗪虫，性寒，味咸，有化瘀血，续筋骨之效。威灵仙，性温，味辛、咸，有通十二脉，解腰膝疼痛功用。

食法：将当归、白芍、续断、威灵仙，共入砂锅内，加水 600 毫升，文火煎成 400 毫升。䗪虫焙干研末（存性），分二次，早、晚药液冲服䗪虫末。

二、腰脊痛针灸法

取穴：脊中、大杼、大包、筋缩。

脊中，乃督阳脉经气之所输；筋缩，乃督阳脉经气之所注；大杼，乃小肠、膀胱、三焦、胆经之会，督阳脉之络；大包，乃脾脉之大络。疏通诸阳之经脉，协调督阳经脉循行之气血，和脾脉之舒筋益肌。

针灸法：开阖补泻法、捻转补泻法、提插补泻法。针大杼、灸筋缩、针脊中、灸大包。针 2～4 分钟为宜，灸红晕为度。

广东的刘先生 62 岁，是一家企业副总经理。患者腰椎间盘突出症，由香港赴北京住院治疗。经 CT 检查报告：L2-3，L3-4，L4-4，椎间盘膨出。核磁共振检查报告：L2-3，L3-4，LA-5，椎间盘膨出。后由夫人

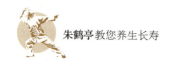

陪同求治，经采用针灸治疗后，症状消失。后行 X 光摄片，报告显示：L1–L5 所见椎体未见骨质破坏，椎体无压缩，椎间隙无变窄。

第九节
节欲习剑术，老年人强身健体法

老年如夕阳，光辉犹存，却日薄西山；年老似炉火，先热独灼，且燃料殆尽。因此惜精气，寡色欲，起居有度，房事有节；抑忧虑，戒暴怒，养性而求安，修命而求寿，此乃长生之道也。

中华医学认为，老年之时，元精日亏，元气日弱，元神日衰，血脉日虚，此乃生老之常也。人的脏腑、脉髓、筋骨、肌肤，随生老而强弱盛衰，此乃年岁之变也。

肾为先天之本，肾藏精，开窍于耳，肾主骨，生髓。年老，常见精力衰败，四肢乏力，耳聋，骨松，腰脊不壮。

脾为后天之本，脾主运化，开窍于口，脾统血，其充在肌。年老，常见饮食减退，大便不畅，血虚，肌萎。

肺为元气之源，肺主皮毛，开窍于鼻，乃五脏之华盖。年老，常见气短喘息，毛发枯脱，嗅觉迟钝，胸背不支。

肝为疏泄之官，肝藏血，开窍于目，其充在筋，主谋虑。年老，常见筋脉拘紧，眼花，血脉不和，多疑易躁。

心为君之官，心藏神，开窍于舌，其充在脉，主汗。年老，精神不足，言语滞涩，血脉不畅，汗液失和，而肌肤干燥。

老年人可常练习"节欲习剑术"。

站立位，昂首挺胸，双足并拢，目光前视。左手臂上抬，屈肘，掌指自胸前向左上方伸直。左膝屈曲抬平，足跟置于裆前。左手臂屈曲，掌心向前，掌指横于眉上面额部位。右手臂屈肘，握剑猛力前刺，右腿挺立，成金鸡独立式。左手掌指，自面额部位下落到右手握剑之腕部，左腿下方向左右方蹬直，右腿屈曲前蹬，成登山式。右蹬腿向后跨半步，右后转向，右臂持剑屈肘，向右上方直刺，左腿屈曲，左手掌指屈曲置于胸前，成麻花式。左手臂下垂，右臂收下，双腿站立，右手握剑柄，剑贴立于右臂后，收式。

第十节
道家独有，养益气息法

气，在呼吸系统之生理机能活动中，产生着气体交换的作用，吐出二氧化碳废气，纳入新鲜氧，进而强化生机。

功，在呼吸系统之生理活动中，扩大了肺活量，增强了肺容量，令呼吸系统的生理功能，产生了更有力的能量。因而，养益气息之科学属性，则显而见之。

中医认为："气为血之帅"，养益气息之旨，在于协调呼吸以强化肺脏，清气充足以增强血液循环。"血为气之母"，血液循环旺盛，养分得以充盈机体，身躯之康健即会自然生成。

一、内养功法，益寿延年

内养功法深奥之妙处，功在：春季炼养脾气；夏季炼养肺气；秋季炼

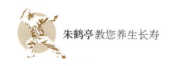

养肝气；冬季炼养心气。四季练功，皆须调养脾气。"气为血之帅"。

内养之法，在于营养元气，以气育神，以神合气，神气合精，精气神融合一体，则必益寿而延年。

方法：盘膝平坐，挺胸收腹，双手握抱，拇指尖触点内劳宫穴（手心中心，中、无名指之本节间隙中），双手置于关元穴部位（脐下三横指处）。闭目，舌舐上颚，徐徐吸气，意守头顶三阳（百会穴部位，双耳连线，头顶中央正中点）。缓缓呼气，意守足底中心（涌泉穴部位，足心人字纹之中点处），以神合气，顺其自然，以气育神，神气合一，则是。

二、外动功法，强健形体

人的五脏六腑，心、肝、脾、肺、肾、小肠、胆、胃、大肠、膀胱和肌肤、筋骨，构成了循环、呼吸、消化、泌尿、生殖、运动等系统，且相互联系，互相制约，共同维持着人体的生命活动。因而，习练外动法，旨在协调呼吸、和顺血脉、促进消化、疏调排泄，益于安神宁志，利于结实体魄。故，外动功法，为练身之功、养形之术。习之得法，有强身益寿之功用。

方法：

第一式：站立位，双脚左右分开同肩宽，脚尖向前方，收腹挺胸。双目聚神正视，徐徐以鼻吸气，舌舐上颚。双手握拳，屈肘，拳臂抬至胸部，双拳内收（平乳部），拳心向下，双腿下蹲，手腕上翘，缓缓以口呼气，掌臂向前方平伸。

第二式：双腿蹲位，收腹挺胸，双目聚神前视，徐徐以鼻吸气，舌舐上颚，双掌心向前。握拳，双拳臂交叉上举，缓缓以口呼气，双拳臂迅速用力抡下成45度，躯体站立，松拳，自然收功。

第三式：站立位，双腿左右分开同肩宽，脚尖向前方，收腹挺胸。双目聚神正视，徐徐以鼻吸气，舌舐上颚，双手心向上。屈肘，上抬至平眉处，手掌心转向外侧，双掌臂向左右用力推出，缓缓以口呼气，双臂下垂，自然收功。

第四式：站立位，双腿左右分开同肩宽，脚尖向前方，收腹挺胸，双目聚神正视，徐徐以鼻吸气，舌舐上颚，双手心向上。屈肘，上抬至平胸处（平乳部），握拳，缓缓呼气，松拳，双手掌臂用力向正前方伸出；握拳，徐徐吸气，拳臂收至平胸处，身躯转向左方，缓缓呼气，松拳，双手掌臂用力向正前方伸出（依相同功式，向后方、右方，习功，恢复原位，自然收功）。

炼精、炼气、炼神，习之日久，形神乃健，气血之周流，脉髓筋骨之强壮，其益可见之。

三、养益气息，导引术吐纳

养益气息之科学性，基于其呼吸之物质性，呼吸之物质性，源于吸收清气于体内，呼出二氧化碳于体外。养益气息之调节呼吸，增强呼吸系统之功能，表现着呼吸节律之规律性和客观性。故，增进健康，养益生命，可谓精华所在。

呼吸吐纳之术，在于强化生理机能，促进新陈代谢，增强生命活力。道家养生学认为："真气者所受于天与谷气并而充身者也"。《抱朴子》云："行气或可以治百病，或可以延年命。其大要者，胎息而已。得胎息者，能不以鼻口嘘吸，如在胞胎之中，则道成矣。"可见，人之呼吸，由自然呼吸进入调节呼吸；由调节呼吸进入协调气息，由协和气息进入养生胎息，养益气息法与功法之奥秘，则可识其理，悟其道矣。

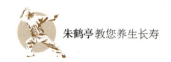

自然呼吸，系在一吸一呼中维持着生命。因为生命无时无刻不在呼吸中延续着。调节呼吸，系在自然呼吸中加强呼吸之深度，扩大和增多肺泡的清气（氧气）容量和浊气（二氧化碳）排出。协和气息，以和神导气之道，仿佛静气之法，强健生理机能，强化机体功能，则益于旺盛生机。

养生胎息，功在吐纳、徐缓而深沉，吸气入丹田（脐下三横指），呼气出皮毛，以通达脉络之气机。《难经》云："三焦者气之所终始也。"习气练功，输布气血于三焦，上通心肺，中贯脾胃、肝胆，下达肾、肠、膀胱，气息调和，濡润脏腑，血脉流通，滋养体魄，养生益寿之益，利蕴其中矣。

道家养气，重静贵柔，以养精固本，养气兴力，养神益生为主。故，功之静中有动，功之柔中有刚，练内而守形，练外而强内，顺应自然，顺应摄生，顺应经脉，顺应阴阳，"和于阴阳，法于术数"，导引术之奥义，见于其中。

习气练功，应因人制宜求养生，因症制宜求祛病，功法不同，难以人人皆宜，功理不同，难以百病皆医。善悟道者，自然而悟。特异之术，非常人易悟、特异之法，非常理可明。仁者自见其仁，智者自见其智。养益气息，乃物质科学，精心习练，自有其益。

第十一节
常见病艾灸方

1. 五更泄

艾灸：脊中、阴交。

灸法：顺时针方向旋转，红晕为度。

2. 五更咳

艾灸：魄户、关元。

灸法：顺时针方向、逆时针方向旋转，红晕为度。

3. 腰痛（风寒性、风湿性、闪腰、岔气）

艾灸：腰俞、京门穴。

灸法：顺时针方向、逆时针方向旋转，红晕为度。

4. 腿痛（风寒、风湿、经脉不和）

艾灸：下髎、膝阳关。

灸法：顺时针方向旋转，红晕为度。

5. 偏头痛

艾灸：丘墟、合谷。

灸法：顺时针方向、逆时方向旋转，红晕为度。

6. 后头痛

艾灸：关元。

灸法：顺时针方向、逆时针方向旋转，红晕为度。

7. 牙痛

艾灸：阳池、上巨虚。

灸法：逆时针方向旋转，红晕为度。

8. 遗尿

艾灸：中极、肾俞。

灸法：逆时针方向旋转，红晕为度。

9. 呕吐（胃寒、胃热、胃气不调）

艾灸：建里、阳池。

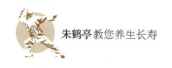

灸法：顺时针方向、逆时针方向旋转，红晕为度。

10. 失眠：（肾虚、血虚、肝阳上亢、气虚）

艾灸：太溪。

灸法：顺时针方向、逆时针方向旋转，红晕为度。

第十二节
常见病偏良方

1. 口疮

食方：粟米水（淘米水）适量，绿豆水（洗豆水）适量，炒麦芽水（煎汤）适量。

用法：三水合匀，于晨起、中午、夜晚漱口。

2. 鼻塞、鼻渊

食方：苦杏仁、青黛适量。

用法：将苦杏仁研粉，拌入青黛，分早、中、晚取适量将药粉塞入鼻腔。

3. 目痒、目赤、目痛

方药：菊花7朵，金银花5克，龙井茶叶5克。

用法：将菊花、金银花、茶叶水煎（水沸后五滚）口服（适量），熏、洗眼目。

4. 贫血（缺铁性）

食方：菠菜根适量、胡萝卜适量、赤豆适量、花生衣适量。

用法：将菠菜根、胡萝卜、赤豆、花生衣共入砂锅，水煎浓汁，早、中、晚饮服，每服50毫升～100毫升。

5. 黄疸

方药：瓜蒌 1 个，玉米须 15 克，黑大豆 56 粒，红枣 15 枚，茵陈 1.5 克。水煎服。

服法：宜于子时、丑时、寅时、巳时、申时、酉时，随意择时服用。病急，日服 3 次；病缓，日服 2 次，每次服 150 毫升。

6. 伤筋

方药：花椒 7 粒，艾叶 15 克，葱头 7 朵，大蒜头发 7 朵。

用法：花椒、艾叶、葱头须煎汤，熏洗患部。熏洗次数酌情。

7. 喉痦、喉痹

方药：黄瓜霜一分，西瓜霜一分，天冬 15 克，射干 10 克。

用法：射干、天冬煎汤，冲服黄瓜霜、西瓜霜。

8. 外痔

方药：苦参、皮硝适量。

用法：苦参煎水，煮沸，加入皮硝，溶化许时，宜于早、中、晚熏洗患部。

9. 湿疹、湿癣

方药：蛇床子 25 克，白藓皮 25 克，枯白矾 25 克。

用法：频洗患部。

10. 食积

方药：焦山楂 25 克，枳实 15 克，莱菔子 15 克，青皮 15 克。

用法：焦山楂、枳实、麦芽先入砂锅水煎，煮沸，再入莱菔子、青皮共煎。加水 1000 毫升，煎至 700 毫升，早、中、晚各服 200 毫升。

第七章 人体穴位即是大药，依十二经络可查

- 十二经络与运行规律
- 十二经络原穴的作用
- 经脉八会穴，生命不息之处
- 头面部穴位，不仅仅能治疗头痛、眼痛
- 胸腹部穴位，养益肺、胃脏
- 腰背部穴位，五脏六腑皆受益
- 上肢穴位，简单易找疗效好
- 下肢穴位，瘫痪麻痹一招治

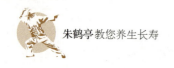

第一节
十二经络与运行规律

《黄帝内经》载:"经脉者,人之所以生,病之所以成,人之所以治,病之所以起。"人体的五脏六腑、四肢百骸、五官九窍、皮肉筋骨等组织器官,之所以能保持相对的协调与统一,完成正常的生理活动,是依靠经络系统的联络沟通而实现的。经络是人体气血运行的通道,能将营养物质输布全身各组织脏器,使脏腑组织得以营养,筋骨得以濡润,关节得以通利。由此可见,经络理论对指导中医各科实践有着决定性的作用。

十二经络分别是:手太阴肺经、手厥阴心包经、手少阴心经、手阳明大肠经、手少阳三焦经、手太阳小肠经、足太阴脾经、足厥阴肝经、足少阴肾经、足阳明胃经、足少阳胆经、足太阳膀胱经。

一天有24个小时,在古代,一天被分别为12个时辰,分别对应十二经络的运行,此为经络养生之法。

1. 手太阴肺经

运行时间:寅时(3～5时),肺经旺。

寅时睡得熟,色红精气足。"肺朝百脉。"肝在丑时把血液推陈出新之后,将新鲜血液提供给肺,通过肺送往全身。所以,人在清晨面色红润,精力充沛。寅时,有肺病者反映最为强烈,如剧咳或哮喘而醒。

2. 手阳明大肠经

运行时间:卯时(5～7时),大肠经旺。

卯时大肠蠕,排毒渣滓出。"肺与大肠相表里。"肺将充足的新鲜血液布满全身,紧接着促进大肠进入兴奋状态,完成吸收食物中的水分和营养、排出渣滓的过程。清晨起床后最好排大便。因此，早上起床后喝杯温开水，然后奔进厕所把一天积攒下来的废物，都排出体外吧！

3. 足阳明胃经

运行时间：辰时（7～9时），胃经旺。

辰时吃早餐，营养身体安。人在此时段吃早餐最容易消化，吸收也最好。早餐可安排温和养胃的食品如稀粥、麦片、包点等。过于燥热的食品容易引起胃火盛，出现嘴唇干裂、唇疮等问题。

4. 足太阴脾经

运行时间：巳时（9～11时），脾经旺。

巳时脾经旺，造血身体壮。"脾主运化，脾统血。"脾是消化、吸收、排泄的总调度，又是人体血液的统领。"脾开窍于口，其华在唇。"脾的功能好，消化吸收好，血液质量好，所以嘴唇是红润的。

5. 手少阴心经

运行时间：午时（11～13时），心经旺。

午时一小憩，安神养精气。"心主神明，开窍于舌，其华在面。"心气推动血液运行，养神、养气、养筋，人在午时能睡半个小时，对于养心大有好处，也会使下午至晚上精力充沛。

6. 手太阳小肠经

运行时间：未时（13～15时），小肠经旺。

未时分清浊，饮水能降火。小肠分清浊，把水液归于膀胱，糟粕送入大肠，精华上输于脾。小肠经在未时对人一天的营养进行调整。

7. 足太阳膀胱经

运行时间：申时（15～17时），膀胱经旺。

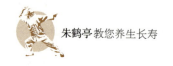

申时津液足,养阴身体舒。膀胱贮藏水液和津液,水液排出体外,津液循环在体内。

8. 足少阴肾经

运行时间:酉时(17～19时),肾经旺。

酉时肾藏精,肾藏生殖之精和五脏六腑之精。"肾为先天之根",人体经过申时泻火排毒,肾在酉时进入贮藏精华的阶段。此时不适宜太强的运动量,也不适宜大量喝水。

9. 手厥阴心包经

运行时间:戌时(19～21时),心包经旺。

戌时护心脏,减压心舒畅。"心包为心之外膜,附有脉络,气血通行之道。邪不能容,容之心伤。"心包是心的保护组织,又是气血通道。心包经戌时最兴旺,可清除心脏周围外邪,使心脏处于完好状态。

10. 手少阳三焦经

运行时间:亥时(21～23时),三焦经旺。

亥时百脉通,养身养娇容。三焦是六腑中最大的腑,具有主持诸气,疏通水道的作用。亥时三焦能通百脉。人如果在亥时睡眠,百脉可得到最好的休养生息,对身体对美容十分有益。百岁老人有个共同特点,即在亥时睡觉。

11. 足少阳胆经

运行时间:子时(23～1时),胆经旺。

子时睡得足,黑眼圈不露。中医理论认为:"肝之余气,泄于明胆,聚而成精。"人在子时前入眠,胆方能完成代谢。"胆汁有多清,脑就有多清。"子时前入睡者,晨醒后头脑清晰、气色红润,没有黑眼圈。反之,常于子时内不能入睡者,则气色青白,眼眶昏黑。同时因胆汁排毒代谢不良更容易生成结石。

12. 足厥阴肝经

运行时间：丑时（1～3时），肝经旺。

丑时不睡晚，脸上不长斑。中医理论认为："肝藏血"，"人卧则血归于肝"。如果丑时不能入睡，肝脏还在输出能量支持人的思维和行动，就无法完成新陈代谢。所以丑时前未能入睡者，面色青灰，情志怠慢而躁，易生肝病，脸色晦暗长斑。

第二节
十二经络原穴的作用

我国古代医书《难经》云："五脏六腑之有病者，皆取其原。"十二经脉所过者为原。十二经病，凡属虚寒症者，多采用补法针刺原穴；凡属实热症者，多采用泻法针刺原穴。

1. 肺经原穴：太渊穴

部位：腕横纹之桡侧凹陷处。

针法直刺5分，避开动脉。

主治：肺经病。

2. 大肠经原穴：合谷穴

部位：拇食两指张开，以另手拇指关节横纹放在虎口边上，拇指尖到达之处；第一、二掌骨结合部与虎口边缘连线之中点，稍偏食指侧。

针法：直刺或斜刺5分～1寸。

主治：大肠经病。

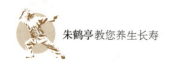

3. 胃经原穴：冲阳穴

部位：足背最高处，有动脉应手。

针法：直刺 3～5 分。避开血管。

主治：胃经病。

4. 脾经原穴：太白穴

部位：足内侧，第一跖骨小头的后下方，赤白肉际。

针法：直刺 3～5 分。

主治：脾经病。

5. 心经原穴：神门穴

部位：仰掌，腕横纹尺侧端稍上方凹陷处。

针法：直刺或斜刺 5～8 分。

主治：心经病。

6. 小肠经原穴：腕骨穴

部位：手背尺侧，第五掌骨与钩骨之间凹陷处。

针法：直刺 3～5 分。

主治：小肠经病。

7. 膀胱经原穴：京骨穴

部位：第五跖骨粗隆外侧凹陷处。

针法：直刺 3～5 分。

主治：膀胱经病。

8. 肾经原穴：太溪穴

部位：内踝尖与跟腱连线的中点。

针法：直刺 1～1.5 寸。

主治：肾经病。

9. 心包经原穴：大陵穴

部位：腕关节掌侧第一横纹正中，两筋之间。

针法：直刺 5～8 分。

主治：心包经病。

10. 三焦经原穴：阳池穴

部位：腕背横纹中央稍偏尺侧凹陷处。

针法：直刺 3～5 分。

主治：三焦经病。

11. 胆经原穴：丘墟穴

部位：外踝前下方凹陷处。

针法：斜刺 5 分～1 寸。

主治：胆经病。

12. 肝经原穴：太冲穴

部位：足背第一、二趾缝间上 1.5 寸处，第一、二跖骨结合部之前凹陷处。

针法：直刺 5 分～1 寸。

主治：肝经病。

第三节
经脉八会穴，生命不息之处

八会穴指脏、腑、气、血、筋、脉、骨、髓的精气分别所会聚之处的八个俞穴，受到历代医家的重视，这八个特定俞穴，除了能治疗所在经脉的病症之外，还具有其特殊的治疗效果。

1. 脏会穴：章门穴

部位：侧卧，第十一浮肋前端稍下方。

手法：轻度按摩。

主治：脏病。

2. 腑会穴：中脘穴

部位：前正中线，脐上 4 寸。

手法：轻度按摩。

主治：腑病。

3. 气会穴：膻中穴

部位：在两乳之间，前正中线上，平第四肋间。

手法：轻度按摩。

主治：气病。

4. 血会穴：膈俞穴

部位：第七胸椎棘突下，旁开 1.5 寸。

主治：血病。

5. 脉会穴：太渊穴

部位：腕横纹之桡侧凹陷处。

手法：轻度按摩

主治：脉病

6. 髓会穴：绝骨穴

部位：外踝上 3 寸，腓骨前缘。

手法：轻度或重度按摩。

主治：髓病。

7. 筋会穴：阳陵泉穴

部位：屈膝，小腿外侧，腓骨小头前下缘凹陷处。

手法：轻度或重度按摩。

主治：筋病。

8. 骨会穴：大杼穴

部位：第一胸椎棘突下，旁开 1.5 寸处。

手法：轻度或重度按摩。

主治：骨病。

第四节
头面部穴位，不仅仅能治疗头痛、眼痛

俗话说"健康从头开始"，中医认为"头为诸阳之会，面为五脏之华"，常按摩头面部穴位不仅可以治疗头痛、眼病等相关性疾病，还可使任督脉气血通畅，清醒提神，有强身健体的功能。

1. 上星穴

部位：前发际正中上 1 寸处。

主治：头痛、眼痛、鼻衄。

2. 印堂穴

部位：两眉连线之中点。

主治：头痛、眩晕、高血压。

3. 太阳穴

部位：眉梢与眼外眦之间向后 1 寸许的凹陷处。

主治：头痛、眼病。

4. 人中穴

部位：人中沟中，上 1/3 交界处。

主治：休克、急性腰扭伤。

5. 承浆穴

部位：颏唇沟之中央凹陷处。

主治：流涎、牙痛、面神经麻痹。

6. 风池穴

部位：颈后枕骨下，与乳突下缘相平，大筋外侧凹陷处。

主治：头痛、眼病、鼻炎、耳鸣、感冒、中风、偏瘫。

第五节
胸腹部穴位，养益肺、胃脏

胸部穴位主要用于治疗呼吸系统疾病，中上腹部诸穴主要用于胃脏的疾病治疗及保健，下腹部穴位主要用于温煦下部、培肾固本，也可调理泌尿系统疾病，如遗尿。因此，经常有规律的正确按摩脏腑对应的胸腹部穴位，可起到预防疾病的作用。

1. 中府穴

部位：锁骨下 1 寸，前正中线旁开 6 寸处。

主治：支气管炎、哮喘、肺炎。

2. 天突穴

部位：胸骨柄上缘凹陷处。

主治：气管炎、哮喘、咽炎、呕吐。

3. 膻中穴

部位：在两乳之间，前正中线上，平第四肋间。

主治：咳嗽、哮喘、胸闷、胸痛、肋间神经痛、乳腺炎。

4. 中脘穴

部位：前正中线，脐上 4 寸。

主治：腹胀、呕吐、腹泻、胃炎、消化不良、便秘、神经衰弱。

5. 水分穴

部位：前正中线，脐上 1 寸。

主治：小便不利、水肿、肠鸣、腹泻。

6. 天枢穴

部位：脐中旁开 2 寸。

主治：急、慢性胃肠炎，痢疾，便秘，肠麻痹。

7. 气海穴

部位：前正中线，脐下 1.5 寸。

主治：腹胀、腹痛、月经不调、遗尿、遗精、神经衰弱。

8. 关元穴

部位：前正中线，脐下 3 寸。

主治：腹痛、腹泻、痢疾、遗尿、尿闭、月经不调、痛经、白带、遗精、阳痿。

9. 章门穴

部位：侧卧，第十一浮肋前端稍下方。

主治：呕吐、腹胀、胸胁痛、肝炎。

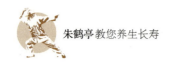

第六节
腰背部穴位,五脏六腑皆受益

背部是人体的督脉所在,督脉处于脊柱中央,两边是足太阳膀胱经,人体五脏六腑相关的穴位如心、肝、脾、肺、肾等的俞穴都在背部。经常按摩腰背部穴位,可达到通经活络的作用,对五脏六腑都能起到滋养作用。腰部穴位主要负责肾脏的保健,要想精气神十足,腰部按摩不可少。

1. 大椎穴

部位:第七颈椎棘突下。

主治:热病、外感、疟疾、项强、背痛、支气管炎、哮喘、瘫痪、精神病、癫痫。

2. 风门穴

部位:第二胸椎棘突下,旁开1.5寸处。

主治:感冒、支气管炎、荨麻疹。

3. 身柱穴

部位:第三胸椎棘突下。

主治:支气管炎、肺炎、胸背痛、精神病、小儿惊风。

4. 肺俞穴

部位:第三胸椎棘突下,旁开1.5寸。

主治:支气管炎、咳嗽、肺炎、肺结核、感冒、背腰痛。

5. 心俞穴

部位:第五胸椎棘突下,旁开1.5寸处。

主治:心慌、心律不齐、神经衰弱、癔症。

6. 膈俞穴

部位：第七胸椎棘突下，旁开 1.5 寸。

主治：慢性出血性疾患、贫血、呃逆、神经性呕吐、荨麻疹。

7. 魂门穴

部位：第九胸椎棘突下，旁开 3 寸处。

主治：肝病、胸膜炎、心内膜炎、胃病、消化不良。

8. 胆俞穴

部位：第十胸椎棘突下，旁开 1.5 寸。

主治：胆囊炎、肝炎。

9. 脾俞穴

部位：第十一胸椎棘突下，旁开 1.5 寸。

主治：胃炎、溃疡病、肠炎、浮肿、荨麻疹、肢体乏力、慢性出血性疾病。

10. 胃俞穴

部位：第十二胸椎棘突下，旁开 1.5 寸。

主治：胃炎、溃疡病、肝炎、肠炎、消化不良、胃下垂。

11. 胃仓穴

部位：第十二胸椎棘突下，旁开 3 寸处。

主治：胃痛、呕吐、腹胀、便秘、脊背痛。

12. 三焦俞穴

部位：第一腰椎棘突下，旁开 1.5 寸。

主治：胃痛、消化不良、肠炎、肾炎、腰痛、遗尿、神经衰弱。

13. 肾俞穴

部位：第二腰椎棘突下，旁开 1.5 寸。

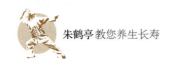

主治：腰痛、遗尿、遗精、阳痿；月经不调、肾炎、慢性盆腔炎、神经衰弱。

14. 气海俞穴

部位：第三腰椎棘突下，旁开1.5寸。

主治：腰痛、痔疮。

15. 关元俞穴

部位：第五腰椎棘突下，旁开1.5寸。

主治：腰痛、肠炎、膀胱炎、附件炎、遗尿。

16. 膀胱俞穴

部位：平第二骶后孔，后正中线旁开1.5寸。

主治：膀胱炎、腰骶痛、坐骨神经痛、便秘、糖尿病、腹泻。

17. 白环俞穴

部位：平第四骶后孔，后正中线旁开1.5寸。

主治：坐骨神经痛、骶骨神经痛、子宫内膜炎。

18. 秩边穴

部位：第四骶椎棘突下，旁开3寸。

主治：膀胱炎、痔疮、腰痛、坐骨神经痛、下肢瘫痪、麻木。

19. 上髎穴

部位：第一骶后孔中。

主治：睾丸炎、附件炎、月经不调、小便不利、下腰痛、坐骨神经痛、痔疮、神经衰弱。

20. 次髎穴

部位：第二骶后孔中。

主治：睾丸炎、附件炎、月经不调、小便不利、下腰痛、坐骨神经痛、痔疮、神经衰弱。

21. 中髎穴

部位：第三骶后孔中。

主治：睾丸炎、附件炎、月经不调、小便不利、下腰痛、坐骨神经痛、痔疮、神经衰弱。

22. 下髎穴

部位：第四骶后孔中。

主治：睾丸炎、附件炎、月经不调、小便不利、下腰痛、坐骨神经痛、痔疮、神经衰弱。

第七节
上肢穴位，简单易找疗效好

人们最频繁外露的部分除了面孔之外，就要数双手了。手是人体最灵活的器官，也是人体一个很神奇的部位。手掌的每个穴位都是代表不同的身体部位反射区，按摩这些穴位可以针对我们身体的各个部位进行治疗康复。上肢虽然没身体穴位多，但上肢的穴位也不容小觑，因为上肢部穴位不仅疗效好，还简单易找，方便按摩。

1. 肩髃穴

部位：垂肩时锁骨肩峰端直下约2寸的骨缝中。

主治：肩臂痛、偏瘫。

2. 手五里穴

部位：曲池穴上3寸，屈肘取之。

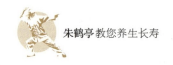

主治：臂痛、肺炎、腹膜炎、颈淋巴结结核。

3. 曲池穴

部位：屈肘成 90°，当肘横纹桡侧头稍外方。

主治：上肢关节痛、偏难、肩背痛、咽喉肿痛、发热、高血压、甲状腺肿大、荨麻疹。

4. 尺泽穴

部位：肘横纹中央稍偏桡侧，肱二头肌腱之桡侧。

主治：臂痛、咳嗽、哮喘、咯血、咽喉肿痛。

5. 手三里穴

部位：在曲池穴下 2 寸。

主治：肩臂痛、上肢麻痹、腹痛、腹泻。

6. 孔最穴

部位：前臂桡侧，腕横纹上 7 寸。

主治：咳嗽、哮喘、咯血、扁桃体炎、肘臂病。

7. 郄门穴

部位：腕横纹正中直上五寸，两筋之间。

主治：心动过速、心绞痛、胸膜炎、乳腺炎、神经衰弱。

8. 内关穴

部位：腕横纹正中直上 2 寸，两筋之间。

主治：呕吐、心慌、心跳、胸胁痛、胃痛、呃逆、哮喘、咽喉肿痛、癔症、癫痫。

9. 外关穴

部位：腕背横纹正中直上 2 寸，两骨之间。

主治：上肢关节痛、麻痹、偏瘫、落枕、腮腺炎、耳鸣、耳聋。

10. 列缺穴

部位：在桡骨基突的上方，腕横纹上 1.5 寸，两手虎口交叉，食指尖下所指筋骨凹陷处。

主治：咳嗽、哮喘、头痛、颈项强痛、面神经麻痹。

11. 太渊穴

部位：腕横纹之桡侧凹陷处。

主治：哮喘、胸痛、肩背痛。

12. 大陵穴

部位：腕关节掌侧第一横纹正中，两筋之间。

主治：心肌炎、肋间神经痛、扁桃体炎、精神病。

13. 阳池穴

部位：腕背横纹中央稍偏尺侧凹陷处。

主治：手腕痛、肩臂痛、疟疾。

14. 合谷穴

部位：拇食两指张开，以另只手拇指关节横纹放在虎口边上，拇指尖到达之处；第一、二掌骨结合部与虎口边缘连线之中点，稍偏食指侧。

主治：头痛、牙痛、鼻炎、咽喉肿痛、外感发热、眼病、上肢关节痛、面神经麻痹、偏瘫、神经衰弱。

15. 鱼际穴

部位：第一掌骨掌侧中点赤白肉际。

主治：咳嗽、哮喘、咯血、咽喉肿痛、发烧。

16. 少商穴

部位：拇指桡侧距指甲角约 1 分许。

主治：咳嗽、咽喉肿痛、中风。

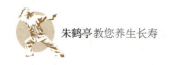

17. 落枕穴（外劳宫）

部位：手背第二、三掌骨间，掌指关节后约5分处。

主治：落枕、肩臂痛、咽喉痛、指掌麻木、手背红肿疼病、胃痛、消化不良。

18. 液门穴

部位：第四、五指缝间，指蹼缘后5分处。

主治：头痛、结膜炎、耳聋、咽喉肿痛、手臂痛、疟疾。

19. 中冲穴

部位：中指尖中央。

主治：休克、心绞痛、头痛、耳鸣。

20. 少泽穴

部位：小指尺侧，距指甲角1分许。

主治：头痛、眼病、乳腺炎、乳汁不足。

第八节
下肢穴位，瘫痪麻痹一招治

下肢部穴位以"足三里穴"最为著名，其实，下肢部还有许多隐姓埋名的强大穴位。比如"环跳穴"，按摩下肢部穴位，有通血活络的作用，对瘫痪等疾病有奇效。

1. 居髎穴

部位：屈大腿时股横纹尽处。

主治：腰痛、下腹痛、膀胱炎、子宫内膜炎。

2. 环跳穴

部位：位于人体的股外侧部，侧卧屈股，当股骨大转子最凸点与骶管裂孔连线的外三分之一与中三分之一交点处。

主治：腰腿痛、坐骨神经痛、下肢麻痹、瘫痪。

3. 承扶穴

部位：臀下横纹中央。

主治：腰背痛、坐骨神经痛、痔疮、便秘、臀部疖肿。

4. 殷门穴

部位：承扶穴与委中穴连线中点上 1.5 寸处。

主治：腰背痛、坐骨神经痛、下肢麻痹、瘫痪。

5. 风市穴

部位：大腿外侧，直立，两手自然下垂，中指尖所到处。

主治：下肢关节痛、下肢麻痹、坐骨神经痛、瘫痪。

6. 伏兔穴

部位：髌骨外上缘直上 6 寸处。

主治：膝关节炎、下肢瘫痪、荨麻疹。

7. 梁丘穴

部位：髌骨外上缘上 2 寸凹陷处。

主治：胃痛、腹泻、膝关节痛、乳腺炎。

8. 委中穴

部位：腘横纹中央。

主治：腰背痛、腿痛、坐骨神经痛、半身不遂。

9. 足三里穴

部位：外膝眼下 3 寸，胫骨外侧约 1 横指处。

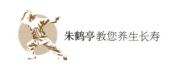

主治：胃炎、溃疡病、腹泻、腹胀、便秘、消化不良、高血压、偏瘫、癫痫、神经衰弱。

10. 阳陵泉穴

部位：屈膝，小腿外侧，腓骨小头前下缘凹陷处。

主治：膝关节痛、坐骨神经痛、胆囊炎、胸胁痛、偏瘫。

11. 血海穴

部位：正坐屈膝，髌骨内上缘上2寸，当股四头肌内侧头的隆起处（从膝盖骨内侧的上角）。

主治：月经不调、功能性子宫出血、荨麻疹。

12. 阴陵泉穴

部位：屈膝，胫骨内踝下缘凹陷处，与胫骨粗隆平齐。

主治：水肿、遗尿、小便不利、遗精、月经不调、腹痛、痢疾。

13. 丰隆穴

部位：外踝上8寸，外膝眼与外踝尖连线的中点。胫骨前缘外开二横指处，胫腓骨之间。

主治：咳嗽、痰多、咽喉肿痛、偏瘫。

14. 地机穴

部位：阴陵泉穴下3寸，胫骨后缘。

主治：腰痛、腹胀、痛经、遗精。

15. 光明穴

部位：外踝尖直上5寸，腓骨前缘。

主治：近视、夜盲、视神经萎缩、腓肠肌痉挛、踝关节痛。

16. 三阴交穴

部位：内踝尖上3寸，胫骨后缘。

主治：失眠、遗尿、遗精、早泄、阳痿、月经不调、白带多、崩漏、盆腔炎、痛经、子宫出血、神经衰弱、消化不良、腹痛、腹泻、尿频、尿闭、偏瘫。

17. 绝骨穴

部位：外踝上 3 寸，腓骨前缘。

主治：下肢痛、落枕、踝关节痛、脚气、淋巴结炎、胸胁痛。

18. 复溜穴

部位：内踝上 2 寸。

主治：发烧、盗汗、肾炎、白带多、腰痛、腹泻、神经衰弱。

19. 太溪穴

部位：内踝尖与跟腱连线的中点。

主治：肾炎、膀胱炎、遗尿、月经不调、下肢瘫痪。

20. 昆仑穴

部位：外踝尖与跟腱连线的中点。

主治：腓肠肌痉挛、腰背痛、坐骨神经痛、头痛、项强、小儿惊厥、脚跟痛、难产。

21. 公孙穴

部位：足内侧，第一跖骨基底之前下缘凹陷处赤白肉际。

主治：胃痛、消化不良、足踝部疼痛、呕吐、腹泻、痢疾、再生障碍性贫血。

22. 仆参穴

部位：外踝后下方，昆仑穴直下 1.5 寸，跟骨旁凹陷处。

主治：下肢痿软无力、踝跟部疼痛。

23. 申脉穴

部位：外踝下缘下 5 分凹陷处。

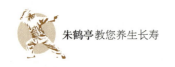

主治：下肢无力、腰腿痛、踝关节痛、头痛、眩晕、美尼尔氏征。

24. 至阴穴

部位：小趾外侧的指甲角外 3 分处。

主治：难产、胎位不正。

25. 内庭穴

部位：足背第二、三趾缝间，趾蹼缘后 5 分处。

主治：胃痛、头痛、牙痛、扁桃体炎、痢疾。

26. 太冲穴

部位：脚背第一、二趾缝间上 1.5 寸处，第一、二跖骨结合部之前凹陷处。

主治：头痛、目眩、高血压、小儿惊风、遗尿、喉痛、咽干、腹胀、闭经、腹股沟疝、黄疸、乳腺炎。

27. 太白穴

部位：足内侧，第一跖骨小头的后下方，赤白肉际。

主治：胃痛、腹胀、痢疾、便秘、吐泻。

28. 涌泉穴

部位：脚掌中心凹陷处，第二、三趾骨之间。

主治：休克、头晕目眩、头顶痛、癫痫、癔症、遗尿、脑出血、小儿抽搐、中暑。

第八章 点穴秘法，养生益寿

何为经络点穴
经络点穴，妙手回春
经络点穴健身法，强筋骨，壮元气
经络点穴安身法，通经络，调气血
经络点穴益寿法，养精气，益长寿
经络点穴长寿法，养益精气神

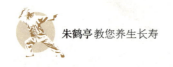

第一节
何为经络点穴

导引术,是远在我国古代就已流传的一种养生功法。其理论性的阐述,记于中华医学的巨著《黄帝内经》,载于道家的经典《道德经》。其实践性的应用,行于中华医术中的导引、吐纳,见于拳术中的运气、点穴、搏击。导引术自古代发展至当代,在"生物回授""武术攻打""益寿延年"等领域里,并出现了探求导引术奥义,研究医术实用的崭新天地。

经络点穴,主要是指施术者运元气,使其通达经脉,聚元气而贯注经脉以调经气,点经络以和血脉。人体14经脉,脉脉相通;经络传导,周而复始;气血流注,运行不息。导引术点穴,可贯通营卫而消壅滞,输布气血而化瘀阻。人体的脏腑功能不同,但却相互依赖;人体的生理活动虽各有区别,但却可以相互调节。导引术点穴,则强化了气血的相依相存,使经脉之元气充足而统摄血行,使穴道之营血旺盛而濡养周身。从而,达到健身益体治病疗疾之目的。

再者,人体是一个完整的生物控制系统,各种生理效应都是相生相成的。由于经络点穴,能增强身体的调节作用,能使失去平衡的细胞机能,恢复平衡状态,促使细胞灵活性的有序化,使细胞内线粒体上的电传递链(也叫呼吸链)畅通,因而保证了细胞的合成作用和机体活动所需的能量(ATP),进而改善了机体的新陈代谢,维持了人体的生理动态平衡,强化了机体的正常活动能力。

经络点穴,无副作用,疗效良好。我在1979年第四届全国运动会与1983年第五届全国运动会上,曾运用经络点穴为许多省、市的运动员治疗运动性损伤与疾患,取得了不同程度的疗效,使运动员坚持了比赛。在解放军八一游泳队科研组,进行"运用中华导引术、中医药提高运动员竞技能力的研究"科研工作中,取得了许多具有科研价值的生理、生化、现代化仪器测试的有效数据,并调整和医治了许多运动员出现的生理机能异常和运动性伤病,取得了较好的效果。

习气练功的继承与发扬,是发掘祖国宝贵遗产的一种壮举。习气练功是对中华民族文明的弘扬,对全民族的身体健康起着强大地助推作用,习气练功的历史意义是极其深远的。而如何正确地认识和应用经络点穴科学呢?如何科学地进行习气练功呢?是留给我们的重要课题。

第二节
经络点穴,妙手回春

一、经络点穴治疗脑出血、脑栓塞

要看经络点穴的神奇之处,最好的案例发生在北京的一家大医院里。一位躺卧在大医院高干病室的病床上的文坛强将,呼吸急促沉重,连走廊里都可以听到他喉间"丝丝"作响的声音。中国文坛的这员主将在布满荆棘的原野上纵马驰骋了半个世纪,却久久昏迷不醒。西医医生施尽了他们能施展的一切手段。鼻孔里插着管子,手臂上吊着点滴,由于瘀血,手背呈现青紫色……他仍然神志昏迷,因为脑部出现了难以处置的险情,大脑一侧微血管大面积栓塞,另一侧脑血管溢血。就在这命悬一线的节骨眼上,有人推荐了我。

他的夫人在一位热心者的举荐下登门拜访我,请求我为她的丈夫诊治,也是做一次最后的努力。当时,有人劝我婉拒,既然病人已危在旦夕,万一施治时病人当场"过去",造成的影响将难以估计。我沉思良久:"救人一命,胜造七级浮屠",我不能把个人的得失放在首位。于是力排异议,决定出诊。

1984年4月25日下午,我踏进病人的病室,再三研究病人的病情和治疗方案。病人大脑两侧的症状是对立的,一侧栓塞,一侧溢血。栓塞部需要扩张,要活血、要疏通;溢血处需要收缩,要止血。只有用"化生而相生,消导而相克"的辨证论治观点,指导施治,方能见效。

我运筹在胸,对病人的夫人说:"现在针刺有可能引起血管痉挛。服汤药有可能导致呛药,这对目前的病情不利,为了安全,我在老人手、脚部位上点穴,你看怎样?"说罢,在她手腕上试了试,获得赞同。我遂在病人手臂、腿脚上,取原穴固其本,取络穴通其经,取经穴疏其血,取井穴开其窍,取郄穴活其络,旨在强化机体,协调气血。1分钟、2分钟,毫无反应;12分钟后,我结束第一天的治疗。

第二天,我再施点穴术。4分钟后,呼吸出现平稳,并有肠鸣。7分钟后,病人的眼珠转动了,手和脚也开始动弹了。

几天的连续点穴以及后来的中药配合,终于使病人能够讲单音、双音、三音词的话语了,对别人的呼喊也有了反应,面部出现皱眉的表情,能用自己的手抓被子和挠痒了。

点穴,不算很难。难就难在辨证选经、论治取穴上,特别是穴位的配伍,既要重视其相生相成的关系,又要注意其通经活络的作用,以及施术的手法和能量的释放上。因人制宜、因病制宜、因证制宜、因时制宜,这就要看经验、水平和真功夫了。

二、导引术点穴——西医教科书中没有的点穴学问

中国传统的点穴,有两种:一曰硬功点穴,二曰内功点穴。前者用

于拳击，这就是武侠小说中常见的致人于伤残，甚至致人于死亡的那种招式。每个人的身上，有 36 个要穴。譬如璇玑穴，点中可以使人窒息；中脘穴，可以使人吐血；石门穴，可以使男性大小便失禁，使女性流血不止；命门穴，则可以使人瘫痪。内功点穴可以防病治病、养生益寿，我融会贯通、熟练掌握着在神州大地上濒临失传、消亡的绝技。这绝非江湖的骗人巫术，而是符合人体科学的。它看来神奇，但神奇和科学，往往只是一墙之隔。

"气为血之帅，血为气之母。血随气行，气导血流"。道家更有"气为生命之本，血为生命之源，本源相成，生命得以旺盛"的说法。这些基于经络学说和气血流注理论的经验总结，就是内功点穴能够妙手回春的奥妙。

理论和实践的有机结合是最有难度的。我的点穴术，在于通晓中医精粹，又继承父亲崂山道人玄中子的家传，积数十年的施术经验，才能取其奥妙，随心所欲，点到病除。

一位具有国家级水平的、有希望出成绩的女子游泳运动员，即将参加 1984 年 9 月在上海举行的国际游泳邀请赛，但那时正值她月经来潮的例假期。这"例假"势必影响她竞技能力的发挥。如何是好？国际比赛不能推迟，月经来潮的日期能不能推迟或提前呢？于是我施点穴之技，取血海、脾俞、阴交、合谷诸穴，轻按轻揉，平补平泻。晚上七点二十分压下手指，这位游泳女将九点就来了月经，月经周期的提前，使得她能在国际游泳赛中身心轻松地跳入碧波，劈水前进。一花独放不是春。1984 年，八一游泳队的女运动员有 14 人次接受导引术点穴改变例假周期的实验，12 次获得成功。

世上没有不能理解的事物，只有我们还没有完全理解的事物。导引术

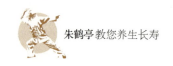

点穴以及据以施术的经络学说,在我们这块土地上已经通过了近三千年的实践经验的检验。这一学说,对人体的呼吸、消化、循环、排泄、生殖、内分泌,以及运动、感觉、思维等生理功能,无论从局部与整体,从对立与统一诸方面,都有辩证地观察与解释。是不是可以这样预言:这一学说及其实践,包括导引术点穴在内,终有一天会列入中华民族贡献于人类的重大创造之一,同火药、指南针、印刷术一样,功垂千秋。

三、经络治疗惊艳疗养院

人体的经络存在与否向来有着尖锐的争论。因为即使最先进的电子观测仪器也看不到。虽然公元前问世的《黄帝内经》早已详细描述了人体的经络走行和生理功能,但始终无法使信奉"眼见为实"的人们信服。解剖学及微观观测系统的突飞猛进,西医教科书可以精确地告诉人们,人体有大小639块大大小小的肌肉,它们大约由60亿条肌纤维构成;每条肌纤维又由几百到几千根肌原纤维构成;而每根肌原纤维又由1500根肌球蛋白细丝和3000根肌动蛋白细丝构成。这肌肉构成的知识,如此洞察秋毫,是电子显微镜带来的功劳,极大地超越了"庖丁解牛"的水平。

可是,人们常见的面部肌肉痉挛,虽不是致命之病,却疑难到西医大夫们,纵然掌握面部肌肉构成,以及肌肉的收缩和舒张是依靠万千蛋白细丝的滑动的知识,却难以手到病除;也使患有面部肌肉痉挛的人们的心头含有隐忧。这是可以理解的。现代社会人与人交往、接触的频繁,知人识面,看见的不是一副平静大方的面庞,而是紧张跳动的脸孔。怎能令人惬意呢?

鼓浪屿的天风海涛,没有抚平这里一所疗养院的内科主任脸上的痉挛。他是一位西医大夫,不缺乏应有的药物或护理常识。但脸部肌肉的抽

第八章 点穴秘法，养生益寿

动使他心烦。因为大夫的诊病应该给患者以心理上的平静。可是事有凑巧，我在 1984 年 9 月应邀到此疗养一个星期，却给这位内科主任带来意想不到的转机。

疗养员们围观我的治疗。旁观者看到的是对患者点穴的指压，而我看到的是另一幅图像，患者这一部位的气血流注，以及它应有的协调、平衡的生理活动过程，其节律出现异常、发生紊乱。点完穴，患者脸部肌肉的跳动开始趋于平稳，眼部周围尚有轻微波动。当天傍晚只跳动了 3 次。治疗 3 次后，面容基本恢复平静，痉挛几乎察觉不到了。

又一个与肌肉有关的患者，疗养院的副院长诉说了他的病痛：胳膊因几年前回老家推大车扭坏了，致使手指弯曲不灵、难以握笔。当场，他艰难地握笔，只能在纸上划几道，不能成字。手部的肌肉不同于面部的肌肉，点穴的部位当然也不同。人体的 14 经脉，即脉脉相通，又各司其事，通经活络、疏导气血，开豁五官九窍，强健肌肤筋骨。我略施小技，指到筋活，这位副院长当即握笔写下自己的姓氏。

沈阳一位姓高的副局长，患肾结石多年。西医一再建议动手术，因为别无他法，高副局长一再犹豫，未下决心。1985 年有出国进修之行，医生再次建议他动手术，怕在国外犯病，难以处置。就在此时，他的夫人在北京开会遇见我，听说我可以不开刀而打下结石，就叫丈夫从沈阳坐飞机赶到北京。高副局长抵京之日，正是五一节，我建议他先去医院拍片。拍片显示，结石为 0.8×1.2 厘米，而且有被肌肉组织缠住的迹象。

第一天为试探性治疗，我为他点穴。第一天晚上，高副局长来电话，发现小便中有絮状物。次日，加以针灸，晚上有血尿。这说明结石移动，擦伤周围组织。第 3 日又去拍片，发现结石位置往下移动。第 4 日，也是最后一次治疗时，我先用针刺，再行点穴，然后令他当场服用一剂特制的

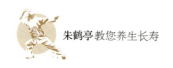

汤药，再施点穴、针刺，整个过程延续了20多分钟。5月5日上午，一个惊喜的电话从医院打来，高副局长的夫人告诉我，拍片显示结石已经消失："我很激动，几天时间就产生这样好的效果，免除了手术的痛苦"。

第三节
经络点穴健身法，强筋骨，壮元气

人身气血，乃化生生命精力和机体功能，基本而主要的物质。人的元气足壮，血液则流畅，人的经穴感应强，脉络则会和顺，因而，气血流注，达于周身而不偏颇，脏腑活动维持生机则不衰弱。经络点穴健身法，就在于强化经络的传导与经穴感应，促进脏腑的机能与功能作用。所以，经络点穴健身法，对通经活络、疏导津液、通达官窍、强健脉髓、舒展筋骨，有着良好的健身效能。

道家经络点穴健身法，其根本在于养精、炼精；其主要功用在于养气、炼气；主要的目的便在于养神、炼神。道家经络点穴健身法主要理论在于："气生于精，而在于善用气；精生气，而在于善养精；而用气之道，在于以神领气。"接下来我们来看看主要有哪些常用的健身功法。

1. 健身功法一

清晨，寅时（凌晨3～5时），仰卧位，微微闭上双眼。右手无名指、小指屈曲，置于内劳宫穴部位，拇指屈曲，指腹置于无名指、小指指甲之上，食、中指伸直。

意念存守于心经募穴巨阙，以鼻徐徐吸气，右手中指腹轻轻点于肺经原穴太渊（点穴时应动作轻缓，伴随规律的呼吸）。然后，以口缓缓呼气，右手中指腹顺时针方向，旋揉一转，轻轻提起，自然收功，反复1～3次。

功用：此功法主要在于养心健心。《黄帝内经》中讲道："诸血者，皆属于心。"《荀子·解蔽篇》曰："心者，形之君也，而神明之主也。"心血输布全身，就像潮汐一样，因此，身体气血的运行始终保持着协调有序，自然平衡，循环不息。如果气血生化出现问题，人体的生理节律就会出现异常。

2. 健身功法二

夜晚，戌时（19～21时），站立，挺胸收腹，目微闭。双足分开与肩同宽。左手无名指、小指屈曲，指腹置于内劳宫穴部位，拇指屈曲，指腹置于无名指、小指指甲之上，食、中指伸直。

意念存守于心包经、足少阳胆经之会穴天池，以鼻徐徐吸气，左手中指腹，点于肺经之络穴列缺。然后，以口缓缓呼气，左手中指腹，顺时针方向，旋揉二转，轻轻提起，自然收功。反复1～3次。

功用：《黄帝内经·素问·玉机真藏论》曰："心受气于脾，传之于肺。"人身气血输布精微而滋润脏腑，经流入脉髓而营养筋骨。故，气血可通营卫，滋养五脏，增添精神，保护关节，还可调养肌肤。

3. 健身功法三

清晨，站立位，挺胸收腹，双足分开同肩宽，目正视前方。右手无名指、小指屈曲，指腹置于内劳宫穴部位，拇指屈曲，指腹置于无名指、小指指甲之上。食指屈曲，指腹置于中指本节之上。

意念存守于肺经募穴中府，以鼻深深吸气，右手中指腹，按于气海穴（点穴时应动作轻缓，伴随规律的呼吸）。然后，以口缓缓呼气，右手中指腹顺时针方向，旋揉三转，轻轻提起自然收功。反复1～3次。

功用：《黄帝内经·素问·五藏生成》云："诸气者，皆属于肺。"如

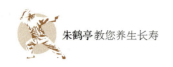

果人体元气充畅，肺气则可贯通血脉，这样，肺气统摄血液循环的能力就会更加旺盛。因此，气足血则旺，气血流注，运行畅达，营养物质才得以输布全身，使人精神焕发，显得生机勃勃。

4. 健身功法四

夜晚亥时（21～23时）仰卧位，目微闭，左手无名指、小指屈曲，指腹置于内劳宫穴部位。拇指屈曲，指腹置于无名指、小指之上，食、中指分开、伸直。

意念存守于气之会穴膻中，以鼻深深吸气，左手食、中指腹，分别按于三焦经原穴阳池，络穴外关（点穴时应动作轻缓，伴随规律的呼吸）。然后，左手食、中指腹顺时针方向，旋揉三转，轻轻提起，自然收功，反复3～5次。

功用：《直指方》云："气行则血行，气塞则血凝，气有一息之不通，则血有一息之不行。"肺气是生命延续的重要条件之一，"肺为五藏之华盖"，肺脏是唯一与外界相通的系统，滋肺则养气，是健身最重要的。

5. 健身功法五

清晨，面向南方，站立位，双足分开同肩宽，左手无名指、小指屈曲，指腹置于内劳宫穴部位，拇指屈曲，指腹置于无名指、小指甲之上。食指屈曲，指腹置于中指本节之上。中指伸直。

意念存守于六腑之会穴中脘，左手中指腹点于脾之募穴章门，右手掌心内劳宫穴按于中脘穴部位。以鼻徐徐吸气，左手中指腹轻点章门穴位，右手掌心轻轻按抚中脘穴位，闭气，以口缓缓呼气，右手掌心顺、逆时针方向，各按摩三转，自然收功。反复3～5次。

功用：脾乃仓廪之本，胃乃水谷之海。脾胃相和，化生五谷精微，才可为人们提供生命活动所需的能量。我们吃进去的食物，全靠脾胃之化生,才可滋养五脏六腑,因此,健脾和胃是养生之本。

6. 健身功法六

夜晚,仰卧位,左腿自然伸直,右膝屈曲,外展,目微闭。左手掌心内劳宫穴部位,按于左侧脾经之大包穴部位,右手无名指、小指屈曲,指腹置于劳宫穴部位,拇指腹置于无名指、小指指甲之上,食指屈曲,指腹置于中指本节之上,中指伸直,点于足三里穴。以鼻徐徐吸气,左手掌心内劳宫穴部位轻轻按揉大包穴,右手中指轻点于足三里穴,闭气,以口缓缓呼气,中指腹顺、逆方向,按揉五转。自然收功。反复3～5次。

功用:脾胃谓之"后天之本"。脾土滋生万物,胃土纳消五味,饮食精微,得以化生、运化;五脏、脉髓、筋骨、肌肤方得到滋养,气血方得到和调,人之身体健康,方得到资生。

7. 健身功法七

清晨,面向东方,站立位,双足分开同肩宽,挺胸收腹,目正视前方。右手掌心内劳宫穴部位按抚于肝之募穴期门,左手无名指、小指屈曲,指腹置于内劳宫穴部位,拇指屈曲,指腹置于无名指、小指指甲之上,食指屈曲,指腹置于中指本节之上。

意念存守于肝之募穴期门,右手掌心劳宫穴部位,轻轻按于期门穴。左手中指轻轻点于左侧三焦经、胆经之会穴风池。以鼻徐徐吸气,闭气,以口缓缓呼气,左中指,顺、逆时针方向旋揉十二转。自然收功。反复1～3次。

功用:《黄帝内经·素问·经脉别论》云:"食气于胃,散精于肝,淫(滋养浸润之意)气于筋,淫精于脉。"肝主藏血,肝主疏泄,因此,肝气舒畅,则可有效疏泄水谷精微以养生;肝气通达,则可输布营血精微以养护身体。因此,此健身功法主要在于调节肝气,以濡养肌肤、筋膜,可有

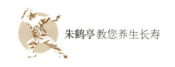

效强化经穴功能，舒肝利胆，以化瘀滞，情志舒畅了自然五脏也会达到最佳的状态。

8. 健身功法八

夜晚，仰卧位，目微闭。左腿伸直，足自然外展，右膝屈曲外展。左手掌心内劳宫穴部位按抚于脾经、胆经之会穴日月，右手无名指、小指屈曲，指腹置于内劳宫穴部位，拇指屈曲，指腹置于无名指、小指甲之上，食指屈曲，指腹置于中指本节之上，中指伸直，指腹点于筋之会穴阳陵泉。

意念存守于日月穴，以鼻徐徐吸气，左手掌心轻轻按抚日月穴，右手中指腹轻轻点于阳陵泉穴。闭气，以口缓缓呼气，右手中指腹顺、逆时针方向旋揉十二转，自然收功。反复3～5次。

功用：《黄帝内经·素问·痿论》云："肝主身之筋膜。""肝气热，则胆泄口苦，筋膜干，则筋急而挛。"条达肝气，益于肝木之疏泄，通畅，从而使筋膜和顺，血脉通畅，以利肝脏经气之传导，以强生机，以利健身。

9. 健身功法九

清晨，面向东方，目微闭。站立位，挺胸收腹。左手掌心内劳宫穴部位，置于肾之募穴京门穴，右手无名指、小指屈曲，指腹于内劳宫穴部位，拇指屈曲，指腹置于无名指，小指指甲之上。食指屈曲，指腹置于中指本节之上。

意念存守于京门穴，以鼻徐徐吸气，左手掌心轻轻用力，按抚于京门穴部位，右手中指腹轻轻用力贴于小肠之募穴，及脾经、肝经、肾经、任脉之会穴关元。闭气，以口缓缓呼气，右手中指腹顺时针方向旋揉八转，自然收功。反复3～5次（女性右手掌心按抚于京门穴部位，左手中指腹点膀胱之募穴，及脾经、肝经、肾经、任脉之会穴中极。左手中指腹顺时针方向旋揉七转）。

功用：《黄帝内经·素问·六节藏象论》云："肾者，主蛰，封藏之本，精之处也，其华在发，其充在骨。"肾是水脏，五脏化生之精液，藏于肾也疏泄于肾。中医常讲："肾气盛，其华在发。髓乃精之化生，骨为髓之舍。"因此，此健身功法以固肾本，以助肾气，进而强健身体，达到延年益寿

10. 健身功法十

夜晚，仰卧位，目微闭，左腿自然伸直，右膝屈曲，外展，右手掌心内劳宫穴部位轻轻按抚于命门穴。左手无名指、小指指腹置于内劳宫穴部位，拇指屈曲，指腹置于无名、小指指甲之上，中指伸直，食指屈曲，指腹置于中指本节之上。

意念存守于命门穴，以鼻深深吸气，左手中指腹轻轻点于右侧肾之原穴太溪，闭气，以口缓缓呼气，中指腹顺时针方向旋揉八转，自然收功，反复做4～8次（女性，左手掌心按抚于命门穴，右手中指腹点于左侧太溪穴，反复3～7次）。

功用：《难经》云："命门者，诸神精之所舍，元气之所系也，男子以藏精，女子以系胞，其气与肾通。"主要是指，肾的精气充足，就可滋养人的筋肉、腰膝，而使人的身体更加健壮，使人的脏腑脉络更加和顺。在此功法中，点肾之原穴太溪，可增强人的身体健康。

第四节
经络点穴安身法，通经络，调气血

安身，最重要的是气血和顺，脏腑协调，经脉通畅，骨肉坚实。安身

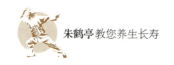

导引术点穴法，主要目的在于使全身经脉畅通，气血调和，身体处于健康的状态。

1. 安身功法一

清晨，面向东方，站立位，双足分开同肩宽，挺胸收腹，双目微闭。双手无名指、小指屈曲于内劳宫穴部位，拇指屈曲，指腹置于无名指、小指指甲之上，食指、中指伸直，双手掌、指向正前方仰掌平伸，意念存于关元穴，以鼻徐徐吸气，运气于臂膀，气沿臂行，连于指端，以口缓缓呼气。反复1～3次。

功用：贯通气血，增强心力。

点穴功法习练：清晨，站立位，面向东方，以鼻徐徐吸气，双手缓缓握拳。以口缓缓呼气，五指缓缓伸直、并拢用力伸掌。反复3～5次。

2. 安身功法二

午时，面向南方，半蹲位，双足分开同肩宽，胸部端正，双目微闭。双手无名指、小指屈曲于内劳宫穴部位，拇指屈曲，指腹置于无名指、小指指甲之上，中指伸直，食指屈曲，指腹置于中指本节之上，双手中指按于双侧足三里穴。

意念存于膻中穴，以鼻徐徐吸气，运气于臂膀，气沿臂行，运于指端，以口缓缓呼气，反复做1～3次。

功用：元气发至胃经足三里穴，以和胃气，促进精微之输布，而强化脏腑之功能。

点穴功法习练：清晨，半蹲位，面向东方，以鼻徐徐吸气，双手五指腹相对，成半弧形，以口缓缓呼气，双手五指腹用力相抵，反复做3～5次。

3. 安身功法三

夜晚，面向西方，站立位，双足分开同肩宽，挺胸收腹，目视正前方。双手无名指、小指屈曲于内劳宫穴补位，拇指屈曲，指腹置于无名指、小指指甲之上，食、中指伸直，掌心向前。

意念存于命门穴，以鼻深深吸气，沿督脉通络运气上行，经百会穴下行，沿任脉至膻中穴，运气于臂膀，气沿臂下行至指端。闭气，双指、掌上抬，至膻中穴部位，以口缓缓呼气，指掌翻下，向左、右方向用力平行伸出掌、指。反复做 1～3 次。

功用：贯通督阳之脉，而发督脉元阳之气，以帅血行，气发于掌、指，以养营血，以强心房。

点穴功法习练：夜晚，站立位，面向西方，手掌心向前方，食、中、无名、小指并拢，拇指屈曲，指尖置于食指根部位。以鼻深深吸气，双手臂、掌、上抬至膻中穴部位，屈曲成 90 度角，以口缓缓呼气。双手掌、指向下翻，左手掌、指用力平伸向正前方，右手掌、指用力平伸向正右方，自然收功（左右手掌指交替习练，一左一右为一次）。反复做 3～5 次。

4. 安身功法四

夜晚，面向西方，半蹲位，双足分开同肩宽，挺胸收腹，目视正前方。双手无名指、小指屈曲于内劳宫穴部位，拇指屈曲，指腹置于无名指、小指指甲之上，中指伸直，食指屈曲，指腹放于中指本节之上，左中指按于章门穴，右中指按于中脘穴。

意念存于气海穴，以鼻徐徐吸气，闭气，引气并凝聚于左右中指腹，中指腹浮于穴位之上，以口缓缓呼气，中指腹徐徐用力下按约 5 分之深度。自然收功。反复做 1～3 次（一吸一呼为一次）。

功用：章门穴，乃五脏之会穴，中脘穴，乃六腑之会穴，元气流注于脏腑之会，帅统血液，养功于内脏器官，以强化身体机能而安身。

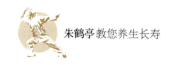

点穴功法习练：夜晚，站立位，面向西方肩臂自然下垂，手掌心相对，无名、小指屈曲，置于内劳宫穴部位。拇指屈曲，指腹置于无名指、小指指甲之上，食、中指伸直。以鼻深深吸气，双臂掌上提至大包穴部位，闭气，以口缓缓呼气，双腿下蹲，双臂、掌伸直，中、食指用力，使力达顶端，自然收功。反复做3～5次（一站一蹲为一次）。

第五节
经络点穴益寿法，养精气，益长寿

《黄帝内经·灵枢·平人绝谷》云："气得上下，五脏安定，血脉和利，精神乃居，故神者，水谷之精气也。"脾胃，乃化生水谷而成精微，运化于五脏六腑，四肢百骸，肌肤筋骨，是生命的源泉。因此，健脾和胃是养生益寿的根本。《黄帝内经·素问·六节藏象论》云："五味入口，藏于肠胃，味有所藏，以养五气，气和而生，津液相成，神乃自生。"神者，乃气血相和，脏腑相生，精力相合而生。因此，神旺则更加容易长寿。导引术之道在于养内而生神气，精气神合一，则可达到长寿。点穴益寿法，益在通经而活络，顺气而益血，安五脏而和六腑，强筋骨而壮肌肤。

1. 益寿功法一

清晨，面向东方，站立位，挺胸收腹。两足分开同肩宽，目正视前方。双手无名、小指屈曲，指腹置于内劳宫穴部位，拇指屈曲，指腹置于无名指、小指指甲之上。食、中指伸直，手掌心向前。

意念存于肾经、胆经之会穴长强，以鼻徐徐吸气，双臂上抬屈曲成90度角。意念引导吸气沿经络上升至百会穴，交接任脉经路，连于上臂而气贯中指，以口缓缓呼气，继之，以鼻徐徐吸气，双臂肘外展，平行于膻中穴部位；距胸前四寸许；双手中指相对，闭气；置于期门穴部位，以口缓缓呼气，自然收功。反复做 1～3 次。

功用：《难经》云："督脉者，起于下极之俞，并于脊里，上至风府，入属于脑。"盖因小肠经、大肠经、三焦经、膀胱经、胃经、胆经皆会合于督脉，督脉乃"阳经之海"。精生髓，脑为髓海。道家修炼导引术，功法之要在于贯通任督二脉。《针灸大成》曰："督任原是通真路，丹经设作许多言，余今指出玄机理，但愿人人寿万年。"可见，道家修炼导引术，要诀乃任督二脉。经络点穴，聚督阳之气，行点穴之法，运督脉之气，行点穴指功，习之日久，乃见益寿之益。

2. 益寿功法二

中午，站立位，面向东方，双足分开同肩宽，挺胸收腹，目微闭，双手无名指、小指屈曲，指腹置于内劳宫穴，拇指屈曲，指腹置于无名指、小指指甲之上，中指伸直，食指屈曲，指腹置于中指本节之上。

意念存守于小肠经、三焦经、胃经、任脉之会穴、胃之募穴中脘。以鼻徐徐吸气，左臂肘屈曲，肘上举，中指腹向肩颈部点于小肠经、三焦经、大肠经、膀胱经、胆经、胃经、督脉之会穴大椎，闭气，以口缓缓呼气，中指腹顺时针方向旋揉 3～5 转。自然收功。反复做 1～3 次。意守中脘穴，以鼻徐徐吸气，右手指腹点于大椎穴，闭气。以口缓缓呼气，中指腹逆时针方向旋揉 3～5 转，自然收功。反复 1～3 次。

功用：《黄帝内经·素问·五藏别论》云："六腑者，传化物而不藏。"水谷化生之精微，而滋养于五脏，水谷生化之污浊而疏泄于六腑。"胃乃水谷之海，六府之大源也。"运胃之募穴中脘之气，以通六腑，点人身上、下六阳之气，以通传化，吐故纳新，得以畅达，生机则必旺盛而

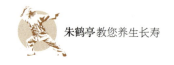

益寿。

3. 益寿功法三

夜晚，仰卧位，目微闭，双足自然平伸，微微向左右分开。双手无名指、小指屈曲，指腹置于内劳宫穴部位，拇指屈曲，指腹置于无名指、小指指甲之上，中指伸直。意念存守于任、督、冲脉所起之穴会阴。左手中指腹点于膀胱经、督脉之会穴神庭，右手中指腹点于阴维、任脉之会穴廉泉，以鼻徐徐吸气，闭气，以口缓缓呼气。自然收功，反复做3～5次。

功用：人身脉络流注于诸阴者，任脉为之总会，故曰："阴脉之海"。运任脉之气，以通贯周身，点膀胱经、督脉之会神庭穴，益阳神而益脑，生津液而滋官窍，以生益养之功；点阴维脉、任脉之会廉泉穴，益津液而利肺，和阴脉而润咽喉，以生益寿之效。故，经络点穴，习之有方，行之有法，益寿之益。

第六节
经络点穴长寿法，养益精气神

道家养生、长寿之道主要在于修炼精、气、神；精、气、神乃是人体"三宝"，长寿法的宗旨在于身体康健，益寿长寿。古时候的帝王追求"长生不老""炼神化虚"都是无稽之谈。因此，人最重要的便是在有生之年通过养生方法来延长寿命。

《黄帝内经·素问·阴阳应象大论》云："阴阳者，天地之道也，万物之纲纪，变化之父母，生杀之本始，神明之府也。"男阳，女阴；昼阳、夜阴；外阳、内阴；春阳，冬阴；天阳，地阴；明阳，暗阴；升阳，降阴；腑阳，脏阴。长寿之法，就在于遵循天地的阴阳之法，以及春夏秋冬的自然变换。常言道：人之生老病亡是自然规律。因此，长寿功法在于顺应自然地发展规律养肺、养肾、养脾胃，以达到筋骨活络，气血和顺。

1. 长寿功法一

清晨，面向东方，站立位，目微闭，双足分开同肩宽，挺胸收腹。双手相抱，左手在外，右手在内，拇指尖置于内劳宫穴部位，双手置于关元穴部位。双手无名指、小指屈曲，指腹置于内劳宫穴部位，拇指屈曲，指腹置于无名指、小指指甲之上。食指屈曲，指腹置于中指本节，中指伸直。左手中指点于五脏之会穴章门，右手中指点于六腑之会穴中脘。

意念存于气海穴，以鼻徐徐吸气，意念引导吸气，沿任脉上升，沿臂达于中指，闭气，以口缓缓呼气，中指腹微微用力点于章门、中脘穴。自然收功。反复做3～5次。

功用：《黄帝内经·灵枢·五阅五使》云："经气入脏，必当治里。"气会膻中穴，行气于脾，注气于肾，运气于小肠，通气于三焦，和心包经荥穴内劳宫，以强健气机之周流，以生化营血之输布。

2. 长寿功法二

夜晚，仰卧位，双足自然向左右分开，目微闭，双手无名指、小指屈曲，指腹置于内劳宫穴部位，拇指屈曲，指腹置于无名指、小指指甲之上。食指屈曲，指腹置于中指本节之上。中指伸直。

意念存守于气之会穴膻中，以鼻徐徐吸气，左手中指点于肾经、冲脉之会穴、气海，右手中指点于脾经、肝经、阴维之会穴府舍，意念引导吸气下降至六腑之会穴中脘，小肠经之募穴、脾经、肝经、肾经、任脉之会穴关元，以口缓缓呼气，双手中指顺时针方向旋揉十二转。自然收功。反复3～5次。

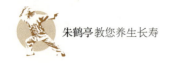

　　功用："气为血之帅。"运气于气之会穴膻中，以行气于"水谷之海"胃之募穴中脘；以通达于小肠之募穴关元。气畅血则盛，脏腑受气血之滋润，生机则昌。运气于"诸阴之海"，气贯于"先天之本"肾之气穴，以固精而疏精神；气通于"后天之本"脾之府舍，以健脾而养形态，持之以恒，可生年寿之乐。

第九章 道食与道药

保养肌肤，扁鹊三豆饮
核桃芝麻粉，劳心者常食
身体亏虚，桑葚黄鳝汤
常食八豆，可与天斗
粥养生，从食五米开始
冬瓜皮西瓜皮，都是好东西
心肾相交，怎能阴虚火旺
补虚损，可用"仙人余粮"
莲有一身宝，常食之赏之
饮食宜忌

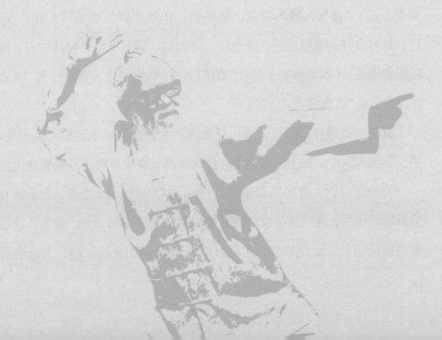

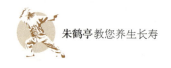

第一节
保养肌肤，扁鹊三豆饮

爱美是女人之天性，所以，除了工作、丈夫、孩子，美可谓是女人一生为之追求的事业。所以，很多女性花钱去买名贵的化妆品，去购置名牌衣服，隔三岔五到美容院去消费。这都无可厚非。在这里，给大家推荐一道保养肌肤的名方——三豆饮。

三豆饮，据传是距今2300多年前的东汉神医扁鹊著名处方。

食方：黑豆、绿豆、赤小豆等量。每个可根据自己的饭量选择克数。

方义：黑豆、绿豆、赤小豆，均为道家常用食材。黑豆，性微寒、平，味甘，入脾、肾经。绿豆，性凉，味甘，入心、胃经。赤小豆，性平，味甘、酸，归心、小肠经。

功用：黑豆具有消肿下气、润肺清热、活血利水、祛风除痹、补血安神、明目健脾、补肾益阴、乌须黑发、延年益寿的功效。《本草纲目》云："常食黑豆，可百病不生。"绿豆，有清凉解毒、利尿明目之效。《日华子本草》云："益气，除热毒风，厚肠胃；作枕明目，治头风头痛。"赤小豆，具有良好的润肠通便、降血压、降血脂、调节血糖、预防结石、健美减肥的作用。《本草再新》云："清热和血，利水通经，宽肠理气。"《食性本草》云："久食瘦人。"

食法：将黑豆、绿豆、赤小豆加入清水，浸泡半小时后，倒出清水。将三豆倒入锅中，加上适量清水，武火煮沸，文火煮熟，早晚餐食用。

关于三豆饮，很多当母亲的女性应该都知道，因为这个方子还有清热解毒的作用，遇到孩子发烧时，妈妈常给孩子煮粥食用。但是，这份爱也应留给自己。女性常食，可以让肌肤变得更加充盈红润，人也会看起来更加年轻。

第二节
核桃芝麻粉，劳心者常食

我在香港这数十年来，接到过无数的中青年人，因为健忘、失眠、多梦等来找我求治。我也很心疼这些年轻人，他们的工作压力太大了。记得有一位40岁的男士，工作了近20年，终于贷款买了房子，贷款约400万，工作压力非常大。因为他是做营销经理的，经常是白天四处奔波，晚上还要给自己加班思考撰写营销方案等。他来找我时，说自己太爱忘事了，经常丢三落四，有几次都把自己的公文包丢到出租车上。有时候自己约客户见面，写在记事本上也忘看了。

我叮嘱他，一方面要把自己的时间合理运动，忙可以，不能如无头苍蝇一样，乱碰乱撞，要抽出时间来静一静，适当运动。另一方面，可以用核桃芝麻粉进行食疗。

食方：核桃肉、黑芝麻各300克，桑叶150克。

方义：核桃，性温，味甘，入肾、肺、大肠经。黑芝麻，性平，味甘，归肝、肾、大肠经。桑叶，性寒，味苦、甘，归肺、肝经。

功用：这个方子里，核桃、黑芝麻是常用的道食，桑叶是常用的道药。核桃肉，营养价值丰富，有"万岁子""长寿果""养生之宝"的美誉。核桃在国外，人称"大力士食品""营养丰富的坚果""益智果"。中医认为，核桃能补肾助阳，补肺敛肺，润肠通便。《本草纲目》记述，核桃仁有"补气养血，润燥化痰，益命门，处三焦，温肺润肠，治虚寒喘

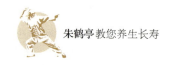

咳，腰脚重疼，心腹疝痛，血痢肠风"等功效。黑芝麻有滋补肝肾、益血润肠、通便通乳的功能。《神农本草经》说它"气味甘平无毒，主伤中虚羸，助五内，益气力，长肌肉，填脑髓。"

《本草经解》是清代古医书，它对此做如下解释："脾主肌肉，脾燥则虚瘦，味甘入脾，故主虚羸，内为阴，外为阳，五内，五脏之内，藏阴之所也。芝麻脂润，故补五内。阴虚则馁，五脏既补，气力自充。"桑叶有散风热、清肺燥、疗目疾、凉血、止渴、止汗之功。《本草纲目》说它"叶苦、甘，寒，有小毒。治劳热咳嗽，明目长发。汁煎代茗，能止消渴。"

食法：核桃去壳留肉。将核桃肉、黑芝麻、桑叶捣碎如泥状，做成粉，装入瓶中备用。每天早晚各一勺。

记得那位40岁的男士吃了约一个月，记忆力就明显增强。三个月后，原本稍有脱发的问题也解决了，睡觉也睡得香了，多梦的问题也没有了。

第三节
身体亏虚，桑葚黄鳝汤

年轻的男青年，往往对性充满好奇。从人的繁衍生息角度看，这是正常的。但是，很多男性因为年轻，精力旺盛，往往对房事不加克制，常常一夜数次，天天有之，这对身体就会造成伤害。打个比方，这就好比一匹战马，如果每天让它跑上几十公里，这匹马可以活很久。可是，如果近几天，每天让它"日行千里"，可能几天就累死了。我见过很多年轻人，因为房事过度，身体亏虚，出现腰酸、消瘦、耳鸣耳聋、弯腰驼背、目光无神等等,甚至有的人将来可能会影响到生育。给这类人推荐一道汤吧,叫桑葚黄鳝汤,来补一补身体的亏虚。

食方:桑葚干30克,黄鳝一条。

方义:桑葚,性平,味甘,归肾、肝经。黄鳝,味甘,性温,归肾、脾、肝经。

功用:桑葚,有滋阴补血作用,并能治阴虚津少、失眠等。对降脂和减轻神经衰弱、动脉硬化、性功能衰弱、耳聋眼花、须发早白、内热消渴、血虚便秘、风湿关节疼痛均有显著疗效。《滇南本草》云:"桑葚,益肾脏而固精。"《随息居饮食谱》云:"桑葚,滋肝肾,充血液,利关节,聪耳明目,安魂镇魄。"黄鳝,能补气血,强筋骨,除风湿。《滇南本草》云:"黄鳝,添精益髓,壮筋骨。"

食法:将黄鳝去头尾,脏器,洗净,共桑葚置于砂锅中,加适量水,武火煮沸,文火煮熟,宜于午时(响午11～13时)、酉时(下午5～7时)饮汤。

纵欲过度引起身体亏虚时,会有无精、弓腰驼背等症状,如江水干涸,里面的鱼虾水草等命悬一线,如果能及时补充水分,水中动植物就能恢复生命。人体亦是如此,在身体最需要的时候补一补,身体才能尽快恢复健康,这就是药补、食补的作用。

第四节
常食八豆,可与天斗

说起道家,很多不了解的人会以为是无为、不争,其实不然,道家有

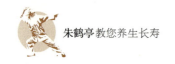

其非常积极的一面。比如说，道家讲究个人修养，要勤学、苦修、奉献社会，我命由我不由天，努力修行，延年益寿。

我今年已经九十多岁了，仍然精神矍铄，身强体健，在这里给大家推荐我常食的八种豆类。中医讲，五色养五脏，红色食物养心，青色食物养肝，白色食物养肺，黄色食物养脾。这八种豆类分属五色，可养五脏。

（1）黑豆：软化血管、滋润皮肤、延缓衰老、利水、祛风、清热解毒、滋养健血、补虚乌发。可做成菜肴、小吃、点心等食用。

（2）花豆：这种豆因为形状像人体的肾脏，而且全身布满了红色经络的花纹，所以叫花豆。花豆又叫圣豆、黄帝豆，经常食用可以强身健体、增力量、壮元阳，所以又叫壮腰豆、壮阳豆。由于它性平味甘，本身有祛湿、补血、健胃、强肾、养颜防衰老等功效，因此古代常被用作贡品。花豆的口感在所有豆类中名列第一，所以做粥、做菜均可。

（3）白豆：性平，味甘，可补五脏，调中气，助十二经脉；还可暖肠胃，止消渴，生精髓，调营卫。明代《食物本草》说"白豆即饭豆也，粥饭皆可拦食"。

（4）红豆：红豆生南国，春来发几枝。愿君多采撷，此物最相思。在这里提醒大家，红豆可不光有相思的寓意，本身营养价值同样十分巨大。不仅是中医药，咱们国内的蒙医、维医、藏医、彝医等对它均有提及。红豆可以养心补血，健脾养胃，消肿利水，祛湿清热。如果有的人有心烦、易惊、失眠、健忘、眩晕等症状，可以常食之。

（5）黄豆：性平，味甘，入脾、大肠经；具有健脾宽中，润燥消水、清热解毒、益气的功效。《日用本草》说它："宽中下气，利大肠，消水胀，治肿毒"。可炒、煮，做成豆浆等食用，也可常吃豆腐等黄豆制品。

（6）绿豆：绿豆，有清凉解毒、利尿明目之效。《日华子本草》云：

"益气，除热毒风，厚肠胃；作枕明目，治头风头痛。"夏天常煮绿豆粥食之，可以清心热解。

（7）青豆：在我国已经有五千余年的种植历史，食之可美容养颜、疏通肠道、增强免疫力。

（8）蚕豆：李时珍说："豆荚状如老蚕，故名蚕豆。"蚕豆有益胃、利湿、消肿、解毒的功效。现在营养学研究发现，蚕豆中含有调节大脑和神经组织的重要成分钙、锌、锰、磷脂等，并含有丰富的胆石碱，有增强记忆力的健脑作用。

以上八种豆类，补益五脏，同时还有健脑、通肠等功效。可经常轮换食之。

第五节
粥养生，从食五米开始

中华美食甲天下，同时，中华美食还兼有养生之义，所以有"食养""药补不如食补"之说。而这其中，粥养生是中华养生中的一大精粹。喝粥的好处言之不尽，它可以健脾养胃，补虚补损，生发胃津等等。粥养生也历来为医家所推崇。

宋朝大诗人陆诗曾写过一首脍炙人口、流传近千年的诗。

粥食

世人个个学长年，不悟长年在目前。

我得宛丘平易法，只将食粥致神仙。

陆游深受米粥补养的益处，因此寿高86岁，这在古代可谓是高寿了。

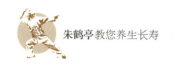

明朝大医学家李时珍在《本草纲目》中也说，粥"又极柔腻，与肠胃相得，最为饮食之妙诀也"。

我常用红米、黑米、小黄米、糯米、大米熬粥喝，在这里强烈推荐给大家。

（1）红米：是一种营养价值极高的粗粮。它有抗癌的作用，还可以益智聪脑、强筋壮骨、补血养颜。

（2）黑米：这种米外表墨黑，营养丰富，有"黑珍珠"和"世界米中之王"的美誉。黑米具有滋阴补肾，健脾暖肝、补益脾胃，益气活血，养肝明目等疗效。

（3）小黄米：是我国北方的谷米，由谷子加工而来。小黄米味甘咸，有滋阴养血、健胃除湿、益肾补虚及安神的功效，素以"罕见佳肴、上乘珍品"蜚声海内外，自古就是产妇、婴幼儿、老年人、病弱者的首选补品。

（4）糯米：又叫江米。大家在端午节包粽子时会常常用到。事实上，糯米具有补中益气、健脾养胃、止虚汗之功效，对食欲不佳、腹胀腹泻有一定缓解作用。适用于脾胃虚寒所致的反胃、食欲减少、泄泻和气虚引起的汗虚、气短无力、妊娠腹坠胀等症。大家在制作八宝粥、糕点的时候不妨加一些。

（5）大米：大米之所以称为"大"米，并非因为它的米粒比较大，因为它与黑米、糯米等米类大小差不多。但是，它被冠以"大"米，可是有"大哥"的风范。它被誉为"五谷之首"，是中国的主要粮食作物，约占粮食作物栽培面积的四分之一。而世界上约有一半人口以大米为主食。中医认为，大米性平，味甘，具有补中益气、健脾养胃、益精强志、和五脏、通血脉、聪耳明目止烦、止渴、止泻的功效。

大家在做米饭时，可以加入大枣、花生、葡萄干等等，既增加了粥的味道，又增加了营养。

第六节
冬瓜皮西瓜皮，都是好东西

相信绝大多数人在吃冬瓜、西瓜的时候，瓜皮都丢掉了。其实挺可惜的，它们可都是好东西，都有独特的功效。

冬瓜皮，是冬瓜的干燥外层果皮。食用冬瓜时，洗净，削取外层果皮，晒干。它性凉，味甘，归脾、小肠经。有利尿消肿的功效。《本草再新》中说它："走皮肤，去湿追风，补脾泻火。"

给大家推荐一道"冬瓜皮鲫鱼汤"，对调理腹水、腹胀、不思饮食、大便稀溏效果非常好。取冬瓜皮100克，鲫鱼一条。将鲫鱼去内脏，和冬瓜皮放在一起，加入清水，武火烧开后，文火煮至烂熟。隔日一次，连用3～5次。

西瓜皮，是西瓜的干燥外层果皮。西瓜皮有一个特别好听的学名，叫"西瓜翠衣"。西瓜皮性凉，味甘，无毒；入脾、胃二经。可以清暑解热，止渴，利小便。《本草再新》："能化热除烦，去风利湿。"给大家推荐几个非常管用的小验方。

（1）治口腔溃疡：将干燥的西瓜皮研成粉，敷于口腔溃疡处，一日三次，可加速溃疡愈合。

（2）祛痱子：痱子是夏季常见的皮肤病，多与暑湿犯体有关，而西瓜皮正好有清热消暑、利湿解毒的功效。可将西瓜皮300克加入水中（水可

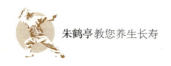

多一些），武火烧开后换成文火，再煮15分钟。再加入适量的温水，倒入澡盆中进行洗浴。可燥湿解毒，祛痱子。

（3）祛暑邪：夏季天气酷热，人容易出现烦躁易怒、不思饮食等不适，可用干西瓜皮100克，武火烧开后换成文火，再煎煮15分钟，捞去瓜皮，加入绿豆60克，同样武火烧开后换成文火，煮至绿豆开花即可食用。清热解毒、宁心安神。

再给大家普及一点中医知识吧！冬瓜，是冬天产的蔬菜，摘的时候，会发现它一身白霜。中医有五季应五脏之说，冬季应肾，肾主水，所以冬瓜有利水、消肿的功效。西瓜，是夏天产的水果。夏季应心，心属火，所以西瓜皮有清热解暑的作用。我们为什么提倡吃应季的水果蔬菜？春天多风邪，夏天多火邪，秋天多燥邪，冬天多寒邪，长夏多湿邪。应季的水果蔬菜有克制季节邪气的作用。

我见很多人吃反季节的食品，比如冬天花比夏天贵约5倍的价钱去买西瓜吃，还有草莓、葡萄等等，这些食物不仅功效比应季水果蔬菜低，而且大多有农药、催熟剂等化学残留。因此，在这里提醒大家，花昂贵的钱买不利于身体健康的食物吃，何必呢？

第七节
心肾相交，怎能阴虚火旺

中医讲，肾属水，藏精，为先天之本；心属火，藏神，为五脏六腑之大主。水和火，是一种相互制约的关系。肾中的真阳上升，可以温养心火。心火下行，又能滋养肾水。这种阴阳平衡，人才能健健康康。中医称之为"心肾相交"。反过来讲，如果有的人过度劳心劳神、房事频繁、熬夜等等，这种平衡被打破了，就称为"心肾不交"，就会出现心和肾相关的症状，比如心烦失寐、心悸不安、眩晕、耳鸣、健忘、五心烦热等症状。

出现心肾不交的症状，可用莲子百合汤调理。

食方：莲子150克，百合100克。

方义：莲子，性平，味甘涩，归心、肾、脾经；百合，性微寒，味甘，归心、肺经。

功用：莲子，补脾止泻，止带，益肾涩精，养心安神。常用于脾虚泄泻，带下，遗精，心悸失眠。《本草纲目》云："莲之味甘，气温而性涩，禀清芳之气，得稼穑之味，乃脾之果也。土为元气之母，母气既和，津液相成，神乃自生，久视耐老，以其权舆也。昔人治心肾不交，劳伤白浊，有清心莲子饮；补心肾，益精血，有瑞莲丸，皆得此理。"百合，养阴润肺，清心安神。主治阴虚久嗽、痰中带血、热病后期、余热未清，或情志不遂所致的虚烦惊悸、失眠多梦、精神恍惚等。《本草述》云："百合之功，在益气而兼之利气，在养正而更能去邪，故李氏谓其为渗利和中之美药也。如伤寒百合病，《要略》言其行住坐卧，皆不能定，如有神灵，此可想见其邪正相干，乱于胸中之故，而此味用之以为主治者，其义可思也。"《本草求真》云："百合，养心，安神定魄。"

食法：将莲子、百合浸泡一小时，武火煮沸，文火煮熟，晨起饮汤，晌午食莲子百合，睡前饮汤。可适当加入冰糖或蜂蜜调味。

世间最苦是心事，心烦、易怒、失眠等症状即使是自己的至亲之人，亦是不能理解的。而房事无力、早泄等又事关夫妻和睦、男人尊严等，亦不可等闲视之。心肾不交，多与长时间不健康生活方式有关，因此，也应用食疗徐徐补之，方可见功。

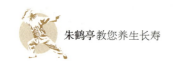

第八节
补虚损，可用"仙人余粮"

我的年龄对于很多见过我的人来讲是个"谜"，因为我常常被人少说二十岁。但是，身边也有很多人，实际年龄与长相呈反比。比如，刚二十多岁，血气方刚，本该青春年华，却早生白发、面色枯黄；有些三四十岁的人，早早秃顶，双目无神，看起来老态龙钟。这是什么原因？身体之本消耗过快之故。咱们中国有句古话，叫"人死如灯灭"，人何尝不是一根蜡烛呢？有些蜡烛，白天晚上都亮着，当然很快就烧完了；有些蜡烛白天灭着，即使是夜间也是用之则燃，不用则熄，当然就会寿命更长。

如果经常感冒身体虚弱、无力、腰腿疼痛、中气不足、耳鸣、诸事无趣等，可常食"黄精雌鸡"补之。

食方：黄精、百合、莲子、红枣各50克，雌鸡一只。

方义：黄精，性平，味甘，归肾、肺、脾经；百合，性微寒，味甘，归心、肺经；莲子，性平，味甘，归心、脾、肾经；红枣，性温，味甘，归脾、胃经；鸡，性微温，味甘，归肾、肝、脾、胃经。

功用：黄精，乃道家养生用于饮膳之上品。民间，传称黄精为"仙人余粮"，"救穷草"等。《本草纲目》云："黄精，补诸虚，填精髓。"《别录》云："黄精，补中益气，安五脏。"《大明本草》云："百合，安心，定胆，益志，养五藏。"《本草纲目》云："莲子，交心肾，固精气，强筋骨，补虚损，利耳目。"《药品化义》云："红枣，养血补肝。"《别录》云："红枣，补中益气，强力。"《圣惠方》云："雌鸡，益血，补气，益脾。"

食法：将雌鸡去毛，除脏器污秽（保留脏器），剖腹腔，装入以上的食性药物，用麻线稀疏缝合，置于砂锅中，加水，浸过鸡腹即可。武火煮沸，文火炖熟。宜于卯时（清晨5～7时）、酉时（晚间5～7时）服用，饮汤，晌午食肉。注意，勿加作料，每食雌鸡一只，须停食五天。

说起养生，很多人会认为是断食、运动等很痛苦的过程，实则不然。有些问题需要，有些则不需要。有些需要泻，有些需补。在食用美味的过程中将身体补得壮壮的，何乐不为？

第九节
莲有一身宝，常食之赏之

不知道大家曾留心过没有，无论道家，还是佛家，还是儒家，都非常喜欢莲花。莲花，又叫芙蓉、荷等。道家十分尊崇莲花，《封神榜》中说，道家的神仙出场时"开口有庆莲，出手有白光"，更是塑造了莲花化身的哪吒三太子的故事。佛家同样，如观世音坐在莲花台上。儒家文人墨客，歌颂莲花，如文人周敦颐曾作千古名篇《爱莲说》。而莲在民间也有和谐（荷，与和谐音，有祥和之意）、爱情美满之意。

但是在这里我要说的是，莲花的一身都是宝，莲子、荷叶、莲藕可常吃。

（1）莲花不仅可以滋养身体，还可以调养情志。心烦之时，可去观赏荷花，同样可起到平心宁神之功。

（2）荷叶：性平，味苦，归肝、脾、胃经；可清暑化湿，升发清阳，凉血止血。暑热烦渴，暑湿泄泻，脾虚泄泻，血热吐衄，便血崩漏等常常用到它。《本草再新》说它："清凉解暑，止渴生津，治泻痢，解火热。"

夏天，一道"荷叶粥"可保全家安康，让很多疾病消失于无形。准备

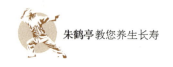

鲜荷叶2张，撕成小块儿后加水煎汤，武火煮沸后换成文火再煮15分钟。捞出荷叶，加入粳米100克，煮成稀粥，最后再加上白糖调味。一道清爽可口的荷叶粥就做好了。有清热、消暑、利尿、降压及降脂等功效。

如果有的女士想减肥的话，可在夏天采集多张荷叶，晒干后撕成小块儿，每日开水冲泡，代茶饮，即为荷叶茶，有减肥之效。

（3）莲子：是莲藕的成熟果实，性平，味甘、涩，归脾、肾、心经；有补脾止泻，止带，益肾涩精，养心安神的功效。《玉楸药解》云："莲子甘平，甚益脾胃，而固涩之性，最宜滑泄之家，遗精、便溏，极有良效。"

如果亲人生了一场大病，经过手术或者长期药物治疗后，身体虚弱、气血亏虚、脾虚食少、浑身无力、失眠多梦、心烦胸闷，可用"莲子人参汤"调补。取莲子15克、人参10克、冰糖30克，把莲子去心，加水清洗一下，然后和人参一起放到砂锅中，先加清水浸泡半小时，然后加入冰糖上火煲汤。先用武火烧至水沸，然后转为小火再煲1个小时，每天早、晚食莲肉、喝参汤。这个方子可宁心安神，除烦，让病人心情平和。还可健脾益气，让病人增强食欲、增加力气。它还可以缓解失眠多梦之症，让病人睡得安稳。病人夜里睡得好，白天能吃能运动，慢慢身体就康复了。

（4）莲藕：有生藕和熟藕之分。生藕，性寒，味甘，入心、脾、胃经；具有清热、生津、凉血、散瘀、补脾、开胃、止泻的功效；主治热病烦渴、吐血、衄血、热淋。熟藕性温、味甘；具有益胃健脾、养血补益、生肌、止泻功的功效；主治肺热咳嗽、烦躁口渴、脾虚泄泻、食欲不振及各种血证。《本草经疏》云："藕，生者甘寒，能凉血止血，除热清胃，故主消散瘀血，吐血、口鼻出血，产后血闷，罯金疮伤折及止热渴，霍乱，烦闷，解酒等功。熟者甘温，能健脾开胃，益血补心，故主补五脏，实下焦，消食，止泄，生肌，及久服令人心欢止怒也。"《随息居饮食谱》云：

"藕以肥白纯甘者良。生食宜鲜嫩，煮食宜壮老，用砂锅桑柴缓火煨极烂，入炼白蜜收干食之，最补心脾。若阴虚、肝旺、内热、血少及诸失血证，但日熬浓藕汤饮之，久久自愈，不服他药可也。"

秋天天气干燥，很多人会出现咽干、舌燥、咳嗽等症，给大家推荐"秋梨白藕汁"。选秋梨 2 个，藕 100 克，用家中的榨汁机榨成汁，代茶饮即可。梨、藕均为秋季成熟，所以有克制秋燥的作用，此方可养阴润肺，生津止渴，消食开胃。

第十节
饮食宜忌

人的体质有阴阳偏胜的不同，所谓阳偏胜是指热性体质，阴偏胜是指寒性体质。食物按它的性质来说，也有寒热温凉之分。一般寒凉性质的食物，对阳偏胜者适宜，温热性质的食物对阴偏胜者适宜。既然食物有寒热两种性质的不同，那么，对各种食物的性质必须有所了解，才能谈得上对饮食宜忌的理解。

（1）雪梨：性凉，味甘，润肺止咳。肺寒者忌吃。

（2）柚子：性寒，味甘、酸，润肺化痰，行气消滞。

（3）甘蔗：性温，味甘，有生津养阴作用。肺、胃干燥者最适宜。

（4）荔枝：性温，味甘、酸，补血暖胃温肾。阴虚火旺者忌吃。

（5）柑、橙：性温，味辛、甘，生津、润肺、健胃、助消化。

（6）香蕉：性寒，味甘，润肠通便，降火生津。

（7）黄皮果：性温，味酸、甘，行气、生津、消食。

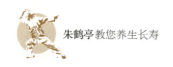

（8）龙眼：性温，味甘，补血健脾，宁心安神。

（9）杧果：性凉，味甘、酸，化痰止咳，润肺生津。

（10）苹果：性凉，味甘、酸，补心益气，生津止渴，健脾胃，助消化。

（11）枇杷果：性平，味甘、淡，润肺止咳，生津止渴，和胃止呕。

（12）橄榄（青果）：性平，味甘、酸，清热解毒，利咽化痰，生津止渴，开胃降气，除烦醒酒。胃痛病者忌吃。

（13）西瓜：性寒，味甘，消烦、止渴、解暑，利小便。

（14）甜瓜（香瓜）：性寒，味甘，止渴，利小便，解暑除烦。

（15）葡萄：性平，味甘、酸，除烦止渴，健胃、利尿，益气补血。

（16）桃子：性温，味甘、酸，治肺痨虚热，润皮肤，益颜色。

（17）石榴：性微温，味甘、微酸，解酒、止渴、健胃、止痢。

（18）菠萝：性平，味甘、酸，消食、止渴、止泻。

（19）桑葚：性寒，味甘，滋阴补血，止渴、解酒、安神。

（20）番木瓜：性温，味酸，润肺，下乳汁，养胃阴。

（21）韭菜：性温，味辛，行气活血，有散瘀止吐衄作用，又能助肾阳、治阳痿。阴虚阳亢者和孕妇慎用。

（22）大葱：性温，味辛，能发汗解表，通窍、活血。胃热者少吃。

（23）大蒜：性温，味辛，健胃通窍，祛寒解毒。多食生痰动火，阴虚者不宜吃。

（24）薤头：性温，味辛，调胃，通阳，行气散血，治心胃气痛。气虚血弱者慎用。

（25）芫荽（胡荽）：性温，味香，辟秽气，能发麻疹。阴虚病人忌吃。

（26）生姜：性温，味辛，祛寒发表，调胃止呕，辟腥臭，消水肿。热病和痈疮病人忌吃。

（27）萝卜：性寒，味甘、辛，有化痰、消食、解毒作用。但性寒，虚寒体质者忌吃。服人参时忌吃萝卜。胃痛病人吃了萝卜干会复发。

（28）冬瓜：性寒，味甘，止渴利尿，消水肿。阳虚患者忌吃。

（29）丝瓜：性凉，味甘，凉血、解毒、消暑。胃寒者少吃。

（30）茄子：性寒，味甘，散血，多吃令人目昏。

（31）辣椒：性温，味辛，祛寒健胃。胃热和痔疮患者忌吃。

（32）芥菜：性凉，味辛，有发散作用。轻症外感饮芥菜汤有解表作用。

（33）白菜：性平，味甘，利尿，清肺热。肺寒咳嗽者忌吃。

（34）南瓜：性温，味甘，补脾充饥，暖胃。胃热病人少吃。

（35）苦瓜：性凉，味苦，人多以为寒，实践证明多食腹痛，大便不爽，实是湿热性质。

（36）黄瓜：性凉，味甘，止渴解暑，利尿。脾胃虚寒者忌吃。

（37）芥蓝菜：性温，味涩，散血。妇女血虚时少吃。

（38）长豇豆（豆角）：性平，味甘，补脾。

（39）四季豆：性寒有毒。煮熟透，并多加猪油可防中毒。胃寒者忌吃。

（40）莲藕：性寒，味甘，解热毒，止渴、消瘀血。藕节能止血。煮熟性甘温，益胃补心，止泻。

（41）花生：性平，味甘，益脾、润肺、补血。

（42）莴苣（生菜）：性凉，味甘，止渴清胃。胃寒者少吃。

（43）木耳：性平，味甘、涩，散血清热，止痢。虚寒体质者忌吃。

（44）玉米：性平，味甘，益中补脾，止渴消肿。

（45）红薯：性平，味甘，润胃滑肠。大便溏烂、胃痛病人忌吃。

（46）菠菜：性温，味涩，补血。胃热者少吃。

（47）苋菜：性寒，味甘滑，清大肠热。脾虚便溏者忌吃。

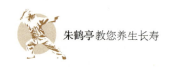

（48）大白菜（京白菜）：性平，味甘，清胃热，利尿。虚寒体质者忌吃。

（49）芋头：性温，味甘，润肠通便。胃痛和大便烂者忌吃。

（50）慈姑：性微寒，味甘，实大肠。便秘者少吃。

（51）竹笋：性微寒，味甘，能发疮毒。痈疮病者忌吃。

（52）紫菜：性寒，味甘，能降火祛热痰。肝阳上亢之头晕可吃，胃寒者忌吃。

（53）发菜：性寒，味甘，散血降火，止痢疾。虚寒者忌吃。

（54）豆腐：性凉，味甘，清胃火，止渴。胃寒者忌吃。

（55）豌豆（兰豆）：性平，味甘，润肠胃，止渴。

（56）苦墨菜：性寒，味苦，清热解毒。胃寒者忌吃。

（57）洋葱头：性温，味辛、甘，健胃滑肠。

（58）蕹菜（空心菜）：性寒，味甘，消暑解毒。寒性体质者少吃。

（59）饭豆（眉豆）：性平，味甘，行水祛湿消肿。寒症者忌吃。

（60）芹菜：性凉，味甘，发散活血，消滞。血虚病人忌吃。

（61）粉葛：性凉，味辛、甘，生津止渴，解酒，清胃热，止泻。

（62）荸荠（马蹄）：性凉，味甘，消积凉血，消暑解渴，生津。阳虚者忌吃。

（63）葫芦瓜：性寒，味甘，行水消肿，解暑利尿。寒性体质者忌吃。

（64）丝瓜：性凉，味甘，清胃泻肾火，利小便。肾阳虚者忌吃。

（65）豆豉：性平，味咸，健胃破气消积。哺乳妇女忌吃，吃则乳汁不来。

（66）金针菜（黄花菜）：性平，味甘，清热解毒，活血利水。治黄疸肝炎。

（67）枸杞菜：性平，味甘，清肝明目。

（68）海藻、海带：性寒，味咸，能软坚散结，涤痰，治瘿肿。虚寒体质者忌吃。

（69）茼蒿菜：性平，味辛、甘，补肾，缩小便。

（70）扁豆：性平，味甘，健脾、胃，消暑解毒，除湿止泻。

（71）山药（怀山药、淮山）：性平，味甘，补脾、胃，益肺、肾，长肌肉，止泄泻，治消渴，固精，止带下。

（72）番茄（西红柿）：性微寒，味甘、酸，开胃助消化，生津止渴，治口舌生疮。

（73）香蕈（香菇）：性平，味甘，开胃进食，化痰理气。

（74）豆芽：性凉，味甘，祛湿利水，清热，解酒，消肿胀。

（75）蚕豆：性平，味甘，益脾健胃，和中止泻。

（76）淡菜：性寒，味甘、酸、咸，降火滋阴，清胃生津。胃寒者忌吃。

（77）西洋菜：性寒，味甘、苦，清肺火，利尿。虚寒者忌吃。

（78）马铃薯：性平，味甘，润胃滑肠。

（79）黏米：性平，味甘，温补。早晨煮粥吃，有畅胃气，助消化，生津液之功。每早吃白粥，长肌肉，增加食欲。消化不良、急性胃肠炎、高热患者、胃肠道手术后均不宜吃黏米饭。

（80）粳米：性凉，味甘，清胃热、生津止渴。陈仓米（储存多年的旧米）有清湿热、利小便、除烦渴之功。虚寒体质者不宜吃粳米。

（81）糯米：性温，味甘，脾肺虚寒者适用。但性黏滞，煮熟性热，多吃发湿热，动痰火。热病者不宜吃。

（82）面粉：性温，味甘，补虚养气，充五脏。但能壅气作渴，气滞，口渴者少吃。

（83）黑豆：性凉，味甘，补肾、明目、安神、养阴活血。常用治肾

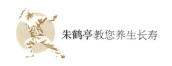

虚腰痛。

（84）黄豆：性寒，味甘，有排脓拔毒、消肿止痛作用。炒熟吃则健脾。

（85）绿豆：性寒，味甘，清热解毒，利小便，消暑止渴。虚寒体质者忌吃。

（86）赤小豆：性平，味甘、酸，利水消肿。

（87）薏米（薏仁米）：性微寒，味甘、淡，有渗湿利水，健脾消肿功效。妊娠妇女忌吃。

（88）莲子：性温，味甘，补脾，交通心肾而安神，治脾虚泄泻、失眠、妇人带浊、男子梦遗。大便燥结者少用。

（89）黑芝麻：性平，味甘，润肺、胃，滋肝、肾，滑肠。

（90）米粉：（用米浆放在蒸盘里蒸熟而成）性凉，味甘，养胃益气，生津润肠。胃寒及胃酸过多者忌吃。

（91）小麦肉：性平，味甘，养心安神，止汗 生津，治精神恍惚、烦躁不安等症。

（92）米糠：性平，味甘，苦，益胃，除湿，治脚气病。

（93）麦片：性平，味甘，养胃，滋润五脏，除湿，治脚气病。

（94）芡实：性平，味甘、涩，补脾止泻，固肾涩精。

（95）食油：性平，味甘、香，润肠缓下，滋补肺脾，润泽皮肤。

（96）食盐：性寒，味咸，解毒凉血，润燥，止痒。水肿病人少吃。

（97）食醋：性温，味酸，下气消食，散瘀止痛，软坚散结。

（98）食糖：性平，味甘，益气、润燥、清热。

（99）蜂糖：性平，味甘，润五脏，益气补中，止痛解毒，润肺补虚。

（100）猪肉：性平，味甘、咸，润肠胃，生津液，丰肌肉，泽毛皮。多吃生痰助湿，外感风寒者忌吃。猪的五脏，可作补五脏的辅助药。

（101）狗肉：性温，味甘、咸，暖脾胃，补虚劳，助肾阳。阴虚火盛者忌吃。

（102）羊肉：性温，味甘，补虚劳，益气血，壮阳健胃。热盛阴虚者忌吃。

（103）牛肉：性平，味甘，补脾益气，生血强壮。痈疽和热病者忌吃。

（104）鲫鱼：性平，味甘，清润胃阴。治胃热引起的口疮。

（105）鲩鱼（草鱼）：性温，味甘，补脾胃。

（106）鳙鱼（大头鱼）：性温，味甘，健脾实肌肉。

（107）鲢鱼：性温，味甘，壮肌肉，润肠胃。

（108）海虾：性温、热，味甘，壮阳，暖胃。痈疮和热病者忌吃。

（109）海蜇：性平，味咸，除痰散结，降火润燥。

（110）鲍鱼：性平，味甘、咸，润肺、益胃，滋肾补虚。

（111）墨鱼：性平，味咸，燥火。

（112）鲤鱼：性平，味甘，下水气，利尿消肿，旺血行气。痈疮和热病者忌吃。

（113）乌鱼（生鱼、斑鱼、花鱼）：性平，味甘，滋阴生肌，润肺生血。阴虚有热者和手术后的病人调理最适宜。

（114）鳝鱼：性温，味甘，补五脏，生血养胃。

（115）田螺：性寒，味甘、咸，利水，解毒。胃寒者忌吃。

（116）蚝豉（牡蛎肉）：性寒、凉，味甘、咸，滋阴补肾，除阴热，生胃津。

（117）螃蟹：性寒，味咸，活血生津，健胃。

（118）章鱼：性平，味甘、咸，旺血生奶汁，健胃滋阴。

（119）鳖（团鱼、甲鱼、水鱼）：性平，味甘，补阴滋肾，除虚热。

(120)穿山甲:性寒,味咸,滋阴补脾,通经络,生乳汁。

(121)麻雀:性温、热,味甘,壮阳,温肾,暖胃。阴虚火旺者忌吃。

(122)白鸽:性温,味甘、咸,补脑,补虚,温脾肾。

(123)鸡肉:性温,味甘,补虚温中,生血补肝。但性温燥动风,热症和小儿惊风者忌吃。

(124)鸭肉:性寒,味甘,滋阴补虚,利水润肺,水鸭尤良好。

(125)鹅肉:性平,味甘,燥火暖脾。痈疮和热病者忌吃。

(126)兔肉:性凉,味甘,补中滋阴。

(127)猫肉:性温,味甘、酸、咸,补虚劳,滋阴健胃。

(128)蛇肉:性平,味甘、咸,搜风、除湿、定惊,治半身不遂,麻木不仁,皮肤疥癣。

(129)蛇胆:性凉,味苦、甘,祛风,除痰。

(130)海参:性温,味甘、咸,补肾、补血、润燥、滑肠。

(131)黑斑蛙(青蛙、田鸡):性凉,味甘,益胃,补虚,长肌肉。

(132)乌龟:性平,味甘、咸,滋阴,补肾,安神,治虚热。

(133)鸡蛋:性平,味甘,养心安神,益气补血。

(134)羊奶:性温,味甘,补肺肾,润胃肠。治男子虚劳。

(135)牛奶:性平,味甘,补虚劳,润肠胃。治反胃噎嗝,羊奶尤良好。

(136)白果:性平,味甘、苦、涩,润肺定喘,化痰,缩小便。寒喘者忌吃。

(137)核桃:性平,味甘,润肺温肾,定喘,壮阳,缩小便。

(138)红枣:性温,味甘,补血健脾。

(139)柿饼:(生柿子)性寒,味甘、涩,多吃生痰败胃。柿饼性温,味甘,健脾益肺,止泻。

（140）木薯：性寒，味甘，有毒，生津充饥，滑肠。胃寒者忌吃。

（141）百合：性平，味甘、苦，润肺止咳，清心安神。

（142）胡椒：性热，味辛，温脾、肺、胃，止咳化痰。热症者忌吃。

（143）豆酱：性寒，味咸，和胃生津，润肠。胃寒者忌吃。

（144）豆腐乳：性凉，味甘、咸，健胃消食，消胀满，润肠。

（145）黄豆酱：性寒，味咸，益胃，外涂汤、火伤。

（146）红茶：性微温，味甘，暖胃提神。

（147）绿茶：性微寒，味苦，清热生津，止痢，消食。

（148）酒：性温，味甘、辛，少饮和血行气、壮神御寒、健胃，多饮动火生痰、损脾胃、生湿热。

第十章 鹤发童颜，大医所成

崂山道家，父传道医
天降大任，必先苦其心志，劳其筋骨
衣钵相传，初识点穴
超凡脱俗，却与世界相连

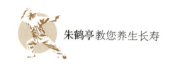

第一节
崂山道家，父传道医

　　崂山位于青岛市东的黄海之滨，海拔 1132.7 米，为我国海岸线最高峰，有"海上第一名山"之称，古代称崂山为"神仙之宅，灵异之府"。

　　崂山是著名道教名山，自春秋战国至秦汉时期，就有方士、巫师在崂山修炼，唐、宋两代崂山道教肇始，元、明两代达到鼎盛，至清代不衰。著名道士丘长春、张三丰皆在此修道。崂山有九宫八观七十二庵，道观中太清宫规模最大，历史最悠久，是道教发祥地之一。太清宫又名下清宫，始建于西汉武帝建元元年（前 140 年）为崂山道教祖庭，全真道天下第二道场。太清宫位于崂山南麓老君峰下，三面环山，前面海。太清宫分三个独立院落，由"三官殿""三皇殿""三清殿"形成。"三清殿"以"玉清、上清、太清"为三清。自春秋时期，云集多位养生修身之方士。《明代志》记载"吴王夫差尝登崂山得灵宝度人经。"战国后期，崂山已成为东海仙山。

　　崂山有位名道士，称玄中子，"幼年慕道，后入崂峰。"当时，与太清宫名士研讨道家《丹医》，同白云洞的王全启道长研习点穴秘诀。玄中子求道心切，求学若渴，在读《丹医》时，潜心研究其中的奥妙。在玄中子后期，云游各地的道教名山庙宇、道观，学习不同的道术以及各种养生之道法，曾专访民间杏林、武林名家，登门第，学技艺，礼拜求健身祛病之经络和点穴法，竟达数十载春秋。

　　这位玄中子便是我的父亲——朱文彬，玄中子岁至耄耋，将一身之功法言传身教给我。幼年之时，我在逐渐成长的过程中，将父亲所传授的道家养生、点穴秘法、导引术、道术、民间法术等与中医之理、脉络之道相结合，用于经络点穴，乃是遵循中华医学辨证论治之理，基于道家养生益寿之道，本于健身祛病之义，因人、因证、因病、因时制宜而施术。这就是我与崂山道家的渊源，被赐予道号——玄鹤子。

第二节
天降大任，必先苦其心志，劳其筋骨

孟子在《孟子·告子下》中讲道："天将降大任于斯人也，必先苦其心志，劳其筋骨"。《礼·礼运》中讲道："人者，其天地之德，阴阳之交，鬼神之会，五行之秀气也。"这是《礼记》中的话。我5岁起，随父亲玄中子习武术、背诵医书。父亲的言传身教给了我不可磨灭的印象。

不必讳言，道家的武术、医学以及保健养生的学说和方法，在新中国成立后的一个相当长时期，是难登大雅之堂的。不仅如此，而且有时遭到否定和贬斥。我在父亲的影响下，立志重整道家传统医学、营养学、保健养生学，并非仅仅出于家族的渊源和考虑个人的成败得失。青年时，我曾手书以明志："悠悠历史，代代江山，震天地而惊人伦者，中华医术也。然，医道扬国威，药理显民神。巍巍乎国粹，浩浩乎民德；夫，敬祖先之治，重祖宗之业者，当珍之，尊之，切记。"

从少年时代起，我便磨砺意志，锻炼体魄，在青岛享有"飞毛腿"和"铁汉子"的美称。中学时，我是个出色的田径运动员，曾经多次在青岛中学运动会上夺得一百、二百、四百、八百米四个项目的赛跑冠军。为训练跑步，一年三百六十五天，不论刮风下雨，从不间断。我有一个当时没有公开的秘密，作为运动员参加比赛，从不受伤，不感冒，不拉肚子，秘

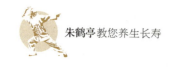

密就在于服用祖传的食物药和饮料。

我有异乎寻常的信念：干任何事，要么不干，要干就要出类拔萃。

20世纪50年代，我下乡劳动，当地摘棉劳动模范一天可摘460斤籽棉，而我一天只能采摘200斤左右。我"铁汉子"怎能服输？于是日夜练习，还练习蹲功，后来一天摘棉582斤，超过当地最高水平。

我是20世纪50年代初期的大学毕业生，从小熟读中华传统医书，而且熟知西医的医学知识。我从不排斥西医之所长，而且善于运用西医的现代科学手段。20世纪50年代开始，便利用业余时间给人治病，这也使我获得了丰富的医学实践经验。

20世纪60年代中期，我带几人下乡采集中药，进行巡回医疗。我们背着药箱，来到青岛市郊王哥庄公社何家大队。当地的贫协主席、妇联主任说，民兵排长徐守秋，才30来岁，得了脑出血，昏迷不醒，先后送公社医院、青岛市立医院、青岛医学院附属医院，多方抢救无效，只好用拖拉机运回大队等死。当地兴土葬，徐守秋的老婆是个盲人，村里的人见状便买来了寿衣，帮忙穿好，等着送终。我听闻后，连忙赶到徐守秋家，只见病者僵直躺在床上，眼珠不动，瞳孔开始放大，呼吸微弱。我的性格向来是见死一定救。采用点穴、针刺，加头针和耳针，一个多小时，仍未见好传。这时来看望的乡亲越来越多，人们都想看一看这个巡回"赤脚医生"有多大能耐。我再施医术，少顷，拿手电筒一照，发现眼珠转动了一下。转机开始了，再过一会儿，一扎针，病人有了反应。次日清晨接连治疗，险情继续缓解，有人拿桌上的碗给他看，能说出一个"碗"字。屋子里的人群顿时沸腾起来，一个80多岁的老太太颤抖着说："守秋活了，天上掉下个神医来。"徐守秋的家属也在我面前跪了下来。

其实，我并不是天上掉下来的神医，而是一个既有抱负、又肯实干，但同时也有喜怒哀乐的常人。

我深谙医道，也略知世道。通过行医，广泛接触社会各阶层，人情、世情、国情也引起我不少感慨和思索。我有时似乎觉得，治病容易救人难。一医生可以掌握脉数之变化，但不掌握风云之变幻。能使病危者起死回生，但不能使利欲熏心的人回头是岸。

我愿为振兴中华传统医学和保健学而献出余生。当然，也不是包医百病的神仙。"药医不死病"，这是有哲理的。说句戏言，如果任何人的任何病都能治好，这个人满为患的世界早就爆炸了。即使对于能治的难症，也需要一定的条件和患者的配合。一位肝硬化后期的患者来求治。我诊察后沉吟片刻，说："肝病最难治。你如决心治此病，必需依我三个条件，否则，另请高明。"患者求生心切，询问是什么条件。我答："一是不动怒，二是不喝酒，三是不同房。"患者答："这容易做到。"我正色道："这并不容易。"

世上万事万物，存在着个体差异。俗话讲，树上的叶子，每片都不是一样的。有的病，这个人治好了，另外的人就疗效不大。我能有今日之成就，不仅仅是因为传统医学的伟大与高深，更是我潜心钻研，刻苦学习的结果，与此同时，更离不开的是那满腔热血的爱国之情！

第三节
衣钵相传，初识点穴

每个人的成长都是不凡的，对于一个新事物的热爱与研究也是不同的，我对于道家，对于导引术，对于点穴，启蒙老师便是父亲——玄中子。

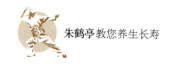

我曾说自己学术得益于家庭的影响，幼时家中有100多个食客，个个身怀绝技，研究医学、练武、儒家思想、哲学的大有人在，出于感激，他们在离开之前纷纷将毕生绝技传给父亲，父亲又用了7年时间拜访名医名师学艺，创立了自家的理论。我从小耳濡目染获益匪浅，加上多年的刻苦钻研，形成了自己的保健养生理念。我将自己的养生之道概括为：注意呼吸和饮食。呼吸和饮食是生命的两大核心，是维持人生命的根本。我既不少睡也不嗜睡，注重睡眠质量，虽然每天睡4个小时左右，但休息的相当好。

六岁起，我开始接触导引术，跟随父亲练习导引术。读大学之后，我的思想不再仅仅限制于道家文化，而是潜心研修中西医理论，潜修老庄哲学，道、佛学经典。在大学任教及在科研机构工作时期，利用假期、业余时间在下农村，走城市，采药、疗疾的实践中，善于结合中西医理论诊断病症，运用食养、食疗、点穴等施治病症历经数十年。虽然我的道家秘传点穴和养生法继承了其父亲传授的精华之处，但在后期经过与现代医学知识的融合，发扬并形成了属于自己的一套养生理论。

第四节
超凡脱俗，却与世界相连

都说我是一个超凡脱俗的道人，与其这样讲，不如说，玄鹤子是一位道人，朱鹤亭却是一位与世界相连的中国传统文化的传播者。

一、我的幸福观

18世纪法国作家方登纳写过一篇《幸福论》，他对幸福所下的定义是:"幸福是人们希望永久不变的一种境界"。这个境界是什么?大千世界,人各有志,理解各有不同。我呢?鄙视金钱占有欲的癫狂,常常一再自问和问别人:"幸福能用金钱买来吗?"我的幸福观就是基于这种独特的信念。

1985年秋,我国原驻联合国教科文组织代表钱存学陪着教科文组织研究部主任亨利克茨博士向我求诊。这位智利国籍的高级官员患有疑难之症,他不仅只能依靠拐杖行走,而且朝前直走时会不自觉地偏右而行。经联合国日内瓦卫生组织检查,脑部有两处阴影。他遍访美、英、法、德等医学发达国家,均无法医治。一位法国医生对他说:"你这一生都将离不开手杖了!"联合国卫生组织建议他到中国看看中医。他为此访华三次,也没有奏效,手杖依然伴随着他。

我听毕、望、闻、问、切后,即行点穴,旨在先疏通经络传导,输布气血流注,然后选经取穴;补肺,以益气化;调脾,以利运化;点心肺之经,以和血行;按肾原、肾募,以强命门之本。4分钟后,亨利克茨博士身上顿生传导感,十几分钟后,已能在房内不用拐杖走动。大喜过望,他委托钱存学送一大笔钱给我。我摇手,在旁的助手刘林枫解释:"朱老师看病从来不收钱。"亨利克茨博士瞪大了眼睛,表示不理解。钱老对小刘说:"亨利克茨博士认为,诊病付出了劳动,收取报酬是合理的。"小刘知道老师的风格,忙对钱老说:"再说给钱,老师要发脾气了。"

各有各的精神欢乐。我为人治好了别人治不好的病症,解人于倒悬之苦,精神上获得极大的满足。曾写16字贴在墙上以自勉:"清心养性,崇尚贤达;克制怒怨,无争于利。"

我常常自问:"人的一生是短暂的,应取什么态度?上则对人类作出巨大贡献;中则对社会有所裨益;下则不虚度年华,不碌碌无为。到我临

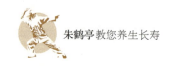

终的那一天,虽然不一定含笑九泉,但决不抱恨而去。"于是在墙上贴另一幅字自勉:"人生几何,唯事业不朽,念此常乐耳。"

我向我的弟子多次叙述自己对人生的看法:"爱情,既可以忠于你,也可以欺骗你和背叛你;金钱,既可以带来幸福,也可以带来灾难;家庭,既可以给你带来温暖,也可以给你带来心酸;真正对你无私和忠诚的是事业。你为它流一滴汗,它会对你加倍偿还;你为它流一滴血,它可以珍贵地偿还。生命消失了,时光流逝了,事业是不朽的。因此,一切都可以放弃和牺牲,唯独事业例外。爱情、金钱、地位,我都不十分依恋。唯有事业能与日月共存。我有妻子和五个孩子,他们都有工作。我本来可以在家享福,饭来张口,坐享天伦之乐的那份多安逸。可我却要到处奔波,难得回家,图什么?图自己的信念与事业的实现。"

观念形态,价值观念,是人区别于动物的意识。动物只要不生病,有足够的食物,便快活了。人却不同。于是,各种意识、各种宗教、各种主义、各种伦理,形成人类文明史的各个不同的篇章。

二、玄中子对我的影响

我的观念形态,受父亲的影响很大。从精神和肉体两个方面讲,没有崂山道人玄中子,也就没有我。当青岛还是一个荒凉渔岛的时候,我的祖辈逃荒到此。我的父亲,在贫寒和苦斗中长大。高大的身躯,灵敏的头脑,以贩运马料为生做起买卖,并从此发迹,逐步成为青岛的巨商,在全国十多个省市都有朱氏的分号。他在青岛虽然成为显赫一时的富甲,但他的行为、甚至服饰却没有贵族化。布衣布鞋布袜,不穿绫罗绸缎,还拒绝做官。他结交的知己更怪,多是道士。崂山太清官检院赵泰昌、白云洞道长王全启、道人王卓泉等,成了他的密友。从此,道家和道教的哲学观以及导引术、医术、养生等学说征服了他。"少私寡欲"的观点和境界，把这个青岛富商引上了超凡脱俗之路。从此成为崂山道人玄中子。权位、钱财、富贵、私欲，都让位给道教的"极乐世界"。他把生意让给了二掌柜、三掌柜。他懂得了"福兮祸所伏"，钱财多可能招来灾祸。

三、半路出家隐居，万贯钱财如何处置呢？

一是施舍行善。入冬，雇用大批女工赶制棉衣棉裤发给讨饭的、无衣御寒的穷人。入夏，在青岛市路口，凡有拉大车和苦力经过之处均设置大缸，免费提供消暑防泻的清凉饮料。端午发粽子，中秋发月饼，也是常事。他还兼任孤儿院院长和贫民院院长，拨款接济。

二是拨钱财修建道家庙宇，接待道教之友。

三是遍游全国名山大川，借以访道、访医、访功，搜集散落在民间的验方、偏方、秘方，用朱砂记录下来，予以珍藏。

四是著书立说，撰写医书、导引术书籍和拳谱。玄中子著述的阐述道家养生方法和练功方法的《大成捷要》（四册），虽历经磨难，幸传至今。但可叹可悲的是玄中子有一部分手稿在20世纪60年代被毁，终成遗憾。

玄中子练导引术，善拳术，懂养生，身体力行，从不懈怠。轻功、鹰爪功，更是他的绝技。他能在罗筐边上行走，抓住房檐能穿房越脊。有人拿一把黄豆放在手心，双手合拢一碾，顿成粉末。玄中子更胜一筹，取一粒黄豆于手心不碾而成粉末。他的吐纳之功夫，可以在15米外熄灭7枝相距成行、间隔一尺的蜡烛；一次吸吐，远处的烛火熄灭1枝，7次则全灭。

玄中子奉行孝道，随父母出席筵席，双亲没有触动的食物，他不吃。他解释说："因为老人未吃，我不敢吃。"他主张少荤多素。农历初一、十五，必吃素。他侠骨丹心，见义勇为。当年山东军阀判处两个"土匪"

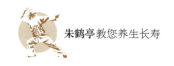

死刑，罪名是抢劫大财主。在杀头之前，玄中子得知这两个"抢劫犯"是"劫富济贫"，再加上这两位"要犯"的哥儿们赶到朱宅，在玄中子面前跪成一圈，苦苦哀求。玄中子沉思良久，取笔写信给军阀张大人，"土匪"终致免于一死。

某日，一山东大汉到朱宅拜访，见玄中子就拜倒在地。玄中子不解，说："我没有施恩于你，何故下拜？"大汉取出随身带来的棉袍，一看，果然是玄中子以前所穿之物。原来，前年农历初二，玄中子去外地拜访民间中医，路途中见一个汉子因衣单腹空倒在路旁，他立即脱下自己身上的棉袍，盖在饥汉身上，并拿出十几块银圆周济于他。此后，这位汉子闯关东，赚了钱，便回来答谢。玄中子问："你怎么知道是我？"汉子答："我一讲你的模样和所干的善事，路人都说是你。"

玄中子的武术在他高龄之年遇到了一次挑战。半夜，他从庙宇回家，行至铁路桥墩下，窜出十多条绑票的土匪，手持匕首、棍棒，把他团团围住。玄中子身穿道袍，头戴尖顶道帽，后脑悬着飘带，胸前三绺长髯飘忽，目光冷峻。群匪见他手无寸铁，两鬓染霜。先扑上两个彪形大汉，其余的散在四周，伺机行动。真是难得的武功实践的良机，而且是真功夫。他拳掌互用，软硬交替，远近结合，变化无穷。"四两拨千斤"，因势利导，顿时破了这伙匪徒的阵脚，说时迟，那时快，只见玄中子一手擒住一个，在空中挥舞，等于把这两个土匪当成肉做的棍棒。接着，改成点击，拳、掌、点、推，快速出击。他一掌打倒一个，一掌劈伤一个，一推推倒一个，其他的被吓得魂不附体，纷纷作鸟兽散。回到家，妻子看见他所穿道袍的袖口撕裂了，问出了什么事。玄中子笑答："路上遇见一批恶人。他们不行善，行恶。有的恶贯满盈，得到了报应。有的还有善心，逃走了。"惩恶扶善，中华民族的这种美德，是经万代而不灭的。有始有终是人生的规律。

当玄中子自知"天数已尽",唤来妻子,"把人家欠债的账簿拿来。"

"拿几本?"

"全都拿来。"

妻子连抱三次,从柜内把所有账本拿到床边。他再叫搬来一个大缸,升火待用。

玄中子捋起白色长须,又说:"不能留后患。欠钱的人,总是不如我们。对不如我们的人,应当积德。给我一本一本地烧。"

火光映红了他宽阔的前额和沉思的双眸,他的妻子为丈夫的永远别离而滴下了伤感的泪珠,又问玄中子:"还有什么话要留下?"

他说:"人的一生,不过日食三餐,夜眠八尺,何贵之有?何利之有?人哪,当上报国家,积德于民;中报社稷,施仁于众;下不愧心,与人为善……"

他扫了一眼火光熊熊的大缸,吸气吐气,做完最后一次导引术。"我走了。"说完,玄中子含笑而寿终正寝。父亲最后的话语多么富有人生的哲理……

我,当时是十来岁的少年,侍立在旁,凝视着。父亲临终前的一言一行,印刻在我的记忆里,直至永远。

第十一章 星星之火，可以燎原

世界各处，发扬中医
保加利亚之行，一次特殊讲学
三赴东京，点穴疗病
食物中药，中华国宝
中医是中国的，又是世界的

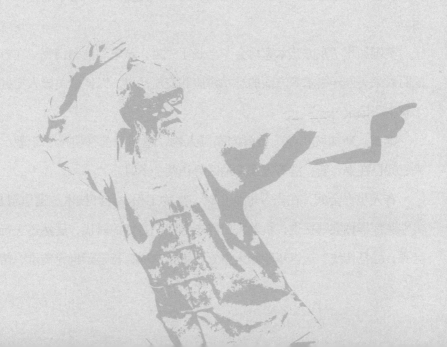

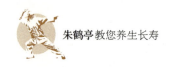

第一节
世界各处，发扬中医

  回望我的一生，我可以说：我的脚步从未有过停歇，我的双手从未有过疲乏，我的思想从未有过懈怠……与其说行走各国，治病救人，不如讲展示中华之瑰宝给这个世界。索菲亚和黑海之滨的疗养胜地，为我的两次到来而轰动，保加利亚人惊叹不已。

  东京、大阪这些云集多种保健、医药高级人才之都城，屡发函电，翘首企望我再次东渡……

  印度尼西亚一个华裔家族的80多岁老妇人，从千岛之国赶来北京求医。经我治疗，折磨了这位妇人不知多少年的病痛，从此消失。

  一位联合国教科文组织的高级官员，被西方名医断言为"是此生离不开拐杖的可怜人"。同样经我治疗在北京扔掉了伴随他半生的那根木制的支撑物。他激动地以联合国的名义邀请我访法。

  香港的一位富豪，在珠海目睹我的医术，提出购买一幢小别墅供我使用。

  美国加州"东方艺术家协会"会长丁先生，亲笔写信邀请我"在方便的时候来美作导引术等方面的学术讲座和交流活动，以便让美国人更好地了解中华国宝……"

  泰国、新加坡和中国香港的高层人物，邀请我前往讲学、示教。后来，我已在泰、新、港等国家和地区寻访两个多月。

  有人也许会问，在当今电脑生辉，生物工程、光纤技术、通信卫星、尖端医疗器械突飞猛进，机器人已经走到我们身旁的时代，居然还去行走世界，弘扬传统？这岂不贻笑大方？我就是这样，行走于世界传承、传播中华传统优秀文化这不仅仅是我的信念，更是我的一切。我始终坚信，好的东西就应该被传承，而不会被冰冷的机器所取代！

第二节
保加利亚之行，一次特殊讲学

一架银白色的民航客机平稳地滑行在保加利亚首都索菲亚的机场跑道上。机场候机室里，保加利亚体育运动委员会的有关负责人在等候3名中国客人的到来。在中保关系冻结了20年后的1985年之秋，这是一批特殊的来客，是应一次特殊的邀请，来作一次特殊的访问讲学。

一位中年的保加利亚女性，白色连衣裙紧裹着健美的身材，素净的耳环、项链，衬托出她仪态的端庄。此时，她用欧洲人特有的大眼睛，焦急地凝望着从客机舷梯下来的旅客，想从中辨认出中国人的面庞。

"是他！"她喊了出来。保加利亚体委的负责人跟随着她——保加利亚体育科研应用中心恢复研究室主任米海依洛娃，走向候机室的门口。

这是米海依洛娃与我的第一次奇遇。

在微笑相视的瞬间，米海依洛娃回忆起一年前在北京的奇遇。那是1984年的春夏之交，米海依洛娃作为研究运动医学的专家，到北京访问5天。恰好我当时正在"八一游泳队"从事"运用中华导引术和中华医学提高运动员竞技能力"的科研，有关方面就安排我们两人交谈一次。

后来的发展是，交谈从一次扩展到连续5次。米海依洛娃提问，我作答。从中医脉象、导引术、针灸、点穴谈到膳食、饮料，我这种完全不同于西方的增强运动员体能，或者恢复运动员疲劳的一套理论和方法，使这

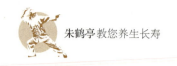

位有运动医学专业知识和经验的保加利亚专家惊叹不已。

米海依洛娃：中医脉象怎样区别阴阳？

我：阴阳学说是中国古代哲学思想的主要内容之一，也是中医的基础理论之一。"察色按脉，先别阴阳"，说明了它在望诊与切脉中的指导意义。心、肝、肾、肺、脾脉属阴，小肠、胆、膀胱、大肠、胃、三焦脉属阳。沉、迟脉属阴，浮、散脉属阳……

米海依洛娃：运动员赛前兴奋不起来，选取那些经穴调节？

我：不兴奋有多种因素。一是疲劳因素；望诊，可见双眼无神，面容憔悴，举止疲倦等。脉诊，可按到虚、弱、微、细、缓等脉象。二是精神紧张因素……选经取穴，宜选手少阴心经，因心者，出神明，生之本，神之变，宜取俞穴神门……

米海依洛娃：运动员血压低，常在80/40毫米汞柱至100/50毫米汞柱之间波动，选什么经穴针刺为宜？

我：中医认为，"诸血者，皆属于心"，"诸气者，皆属于肺"，"气为血之帅，血为气之母"。气血输布，好似潮汐般有规律地周流于人体，因而气血流注，始终保持着协调、平衡的生理循环过程。若气血升降偏颇，衡定失常，生理节律就会出现异常。治宜选手少阴、手太阴、手厥阴……

米海依洛娃还询问了"中医脉象对运动员如何运用？""对诊察运动员损伤有何效用？""选经取穴，有何有益的经验？""运动员赛前精神紧张，有的身体发抖，如何使其放松缓解？""运动员过度训练，如何使其消除疲劳？"等一串问题。我对答如流，言简意明。

她开始接触到一个完全不同的、带有神奇色彩的医疗、保健和养生的新王国。她敏锐地意识到，她面对的是一位有着新概念（对欧洲医学而言）的医学知识，而且性格刚毅的绝非寻常的人。她在交谈5次后诚挚地对我说："你是我一生中遇到的最好的老师。"

我被一个相识不久的欧洲医学专家尊为老师，我盘算着有没有可能在她身上验证一下中华医学的神力。谈话中，米海依洛娃随便说起她有32年无名热的病史，长年发低烧，吃过欧美的各种药片，均无疗效。说毕，从手提包里取出美国和西德制造的瓶装药片给我看。

我把了脉，米海依洛娃左脉细数，右脉虚弱，主心肺阴虚，属阴虚而生内热。

"我来试一试"，我站了起来。米海依洛娃看见我两手空空，用疑问的眼光探询着。我请她躺在宾馆的床上。她自己测量了此刻体温（腹股沟）为37.7摄氏度。我选准穴位和穴位的配伍，循经点穴。经络系统的穴位，是肉眼看不见，显微镜也捕捉不到的。就在我点穴的短短的60分钟里，如果用现代仪器测验，可以测出红外电磁波信息（以及静电信息、磁信息、微粒流信息等），通过穴位有节律地传播出去，使具有很强敏感性和传导能力的穴位部细胞群去影响附近的细胞群，使微振节律失常的细胞（这往往是人的机体不适的重要因素）激活，趋于正常。这60分钟内，躺在床上的米海依洛娃隐约地感到传导的热流在体内传播。她一生中从来没有体验过这种热感。

点穴结束，一测体温，已从37.7摄氏度降到37.2摄氏度。米海依洛娃感到轻松和欣慰，也感到惊讶和震动。她激动地说："我回国后一定向体育运动委员会主席马尔丁斯基同志汇报，并建议邀请你到保加利亚讲学。"

这就是我于1985年10月11日来到索菲亚的前因。

索菲亚机场的休息室里，米海依洛娃急切地对我说："我的低烧，一年来没有复发，始终正常。你一抬手，就解除了我32年的负担。"

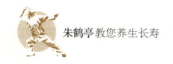

我微微一笑,一种思绪迅速地掠过我的脑际,"我的责任是向保加利亚人民介绍祖国丰富的医学宝藏,彰显中华民族的灿烂文明,才不负此行所受的重托。"

多次学术讲座,弘扬中华文化。

两周的时间,举行了多次学术讲座。我不用讲稿,讲了中医学的脉象、脏腑、经络、气血等基本概念和基本理论,讲了点穴(指压)、针灸、导引术的基本原理和方法。细心的保加利亚专家发现,我这位年近六十的中国人,精神抖擞,声音洪亮,中气十足,一口气讲三四个小时而毫无倦容。

保加利亚针灸学会举行了特邀讲座。会长、副会长,医学院的医生,人民军的医生,以及对针灸有研究的学者出席听讲。我讲完,有人提问:"对不起,你刚才讲的有些地方和苏联出版的针灸书上写的不完全一样,应该以谁为准?"

"你问得很好。苏联医书写的中医针灸,是从中国学去的。我是从针灸的发源地被邀请来到贵国讲授中医针灸的,那么,依谁讲的为准,就很明白了。"我讲话从来直截了当,这次回答已经相当婉转了。

"这样说,苏联制造的针灸穴位人像,有很多穴位是不准的?"

"我今天讲的是准的,你们过去学的穴位,有些部位是错的。"

"噢!原来是这样。"

讲学,宴请,握手,言欢。当我腾出时间来为保加利亚患有疑难病症的人亲手治病的时候,出现了难以形容的激动心扉的高潮。

人,会信传闻,但更相信亲眼所见的事实,特别是亲身感受的体验。这就是"耳闻不如目睹,""目睹不如体验"。

保加利亚国务委员会委员安·季米特洛夫的夫人来求医。她的症状确

第十一章 星星之火，可以燎原

实是很少见的，近 20 年来，她几乎没有唾液，几乎没有泪水。总之，分泌物对这位尊贵的夫人极为吝啬。显而易见，以她具有的身份，必是走遍了许多国家，都无药可医。

我胸有成竹，施展点穴绝技，仅仅 5 分钟，就告辞返回旅馆。当天晚上，一个惊喜的电话打来，夫人多年来第一次没有喝水就吃下了一片面包。这一奇迹般的新闻，迅速传遍保加利亚首都。在索菲亚登机返回北京之前，这位夫人再三请求我务必再给她诊治一次，她还有点不放心：中医东去，万一分泌液哪天又出现阻塞怎么办呢？盛情难却，我在去机场的路上，绕行到了国务委员官邸，再一次点穴 5 分钟，刚缩回指压，夫人当场吐出一口唾液在自己的右手掌上。按照欧洲的礼节，更由于激动，夫人的泪水充塞了眼眶，紧紧地拥抱、亲吻来自中国的这位神手。国务委员对我说："明年我有访问远东的安排，我的出访时间将取决于你什么时候在北京。"

马尔丁斯基，身居保加利亚体育运动中央委员会主席的要职，他是最先从他的部下米海依洛那里得知我的神奇绝技的。如今，我已经来到索菲亚，他还是有点将信将疑。这是符合认识规律的。听了就信，倒是不正常的。恰巧，他是一个 20 多年的高血压病患者，血压经常保持在 220/140 毫米汞柱的水平。我会见了马尔丁斯基，在感谢主人邀请访问之后，当场为他点穴。也是几分钟后，血压降到 128/82 毫米汞柱。马尔丁斯基当时几乎不大相信这魔术式的变化。可是令他不能不信的是，这一变化持续了 5 个月。在这之后，他发电给保加利亚驻华大使顿切夫，请他转告有关方面，他将于 1986 年 4 月访华，在北京逗留期间，希望安排的会见名单中，有我。

一位美貌动人的保加利亚青年妇女，抱着一个 5 岁的孩子请求我诊

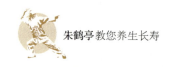

治。陪同来的是她的丈夫,保加利亚的一位官员。一瞧这个孩子的一只手臂内旋不能抬举,据说是分娩时引产手术不当所致。仍然是点穴,十多分钟,孩子的手臂开始外展,终于抬举。年轻的妈妈激动得不知如何是好。她伸出双手,紧紧握住我的手,凝重地、深情地亲吻我的脖颈和前额。我不习惯这欧洲式的表达最深谢意和敬重的风俗,有点不知所措。保加利亚的陪同人员诙谐地说:"你是最幸福的人了,你博得了荣誉,我相信您的夫人不会误会。"

保加利亚共产党中央书记处一位领导同志的母亲,患有晕眩症多年,我手到病除。丘斯藤迪尔州州长患有高血压,并腰疼多年,采用点穴,配合针灸,霍然痊愈……

索菲亚轰动了。一传十,十传百,越传越神(当然会有所添枝加叶,这是人类的通病)。我的医疗绝技,被人们说得富于神奇色彩。确实如此,一切没有见过、连想都没有想到的新奇事物出现时,都会造成精神上、舆论上的巨大冲击力。

你不懂得它,不理解它,就越觉得神秘。

我医术的神奇,引来了如潮的赞语:"中国电影《少林寺》方在保加利亚轰动了两个多月,你们讲学的影响,要比这部电影高500%。你们震动了保加利亚各个阶层。""你们的到来,是中国把黄金和珍珠送到了保加利亚","你使保加利亚的医务工作者,真正喝到了中国医学的甘源泉"……新奇的事物,不胫而走。我妙手回春的信息传递到保加利亚党和政府的最高层,引起了他们的高度重视。

别了,保加利亚!我在登上归国飞机之前,向前来送行的保加利亚卫生部长的儿子告别:"再见!"

"会很快见面的,我们会通过中国有关部门邀请你再次来我们国家访问。我们的大门永远向你们敞开。"

别了，保加利亚人民！在这个欧洲东部的玫瑰之国里，虽然风俗、习惯和医道大不相同，我还是嗅到了知音的芬芳。

飞机腾空而起，在欧洲大陆的上空飞翔。我的思绪并不平静，遥望东方，我多么希望，在中华传统医学的发源地，有更多的人士对广义和狭义的中医宝藏有更深刻的认识。

1986年9月11日至17日，我第二次应邀赴保加利亚讲学。

第三节
三赴东京，点穴疗病

1. 一赴东京，为患者诊疗肺癌

肺癌，是对人们生命健康危害最大的癌症之一，当人们不幸患上癌症，癌细胞就像恶魔一样，不断吞噬着人们的健康，无论是西医领域还是中医领域都对肺癌有着深刻的研究，但都尚未出现治疗肺癌的灵丹妙药。

我在1993年4月下旬，应邀赴日本东京都龟有医院，为一位肺癌病人施道家经络点穴法治疗。在这短暂旅程中，中华道家经络点穴法和医学所凝结的中日友情，却令我印象深刻，至今难忘……

病人是龟有医院院长石川博敏博士的夫人石川幸子，她右肺上叶、下叶，左肺下叶，出现癌肿瘤，转移脑部（右头顶叶，形成转移性癌肿）。患者的女儿石川优生是医学硕士，其儿子石川博久是东京医科大学六年级学生，一家三口，都是致力癌症研究的医生，当其亲属患肺癌之后，他们会竭尽全力，采用种种方法，予以治疗，但未见显效。

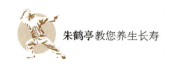

深具求实精神和客观态度的日本医生，为探求医治癌症的方法，求助于道家经络点穴。于是，我应邀于1993年4月24日，乘CX504班机，飞向日本东京都。4月24日下午5：03安全抵达东京。病人家属接机后，便直奔医院。

当我看过石川幸子肺部X光胶片及脑部CT扫描，同病历诊断一致。与病人亲属交换治疗意见后，当晚开始导引术点穴施治。

治疗方案：补脾气而养肺气，清肺气而降邪火；补肾气而健髓脑；和心气而益神明。次日，病人亲属讲："昨晚母亲没服镇静药，睡眠很好。"患者长时间依赖服镇静药入睡，经过第二天治疗后，石川幸子讲道："道家经络点穴法治疗后，感到身体比以前有力，精神比以前好。"经过第三天治疗后，病人亲属说："经过道家经络点穴治疗之后，母亲食欲比以前好多了，人感到很开心，对治疗有信心了。"给石川幸子治疗肺癌后，日本慈惠医科大学细菌、病毒教研室的大野教授所做人体免疫试验报告证实：NK（经培养的淋巴球，吞噬癌细胞的能力）达到100%。取得了一定的医疗效果。

当时，我由于工作原因，只能在东京逗留三天，为了不辜负石川幸子及其亲属的期望，便向石川幸子传授了道家的内养功法，让其静心习练，内养生机。我又向其子女，教授了道家经络点穴法，让其精心施治，希望有一定的疗效。

在我将要离开东京之时，石川博久提出："我学过导引术，但我从未感受到导引术，可否，请先生在我身上试一下？"为发扬中华道家经络点穴法，为了宣扬中华医术，更为了增强病人亲属对道家经络点穴疗法的信心，我便采用了"隔着门"向石川博久施以道家功法。五分钟后，石川博久从屋内开门走出来，向大家讲述他的感觉："先生开始发功，我感到有股力量在推动我，使我的身体动摇不稳，一会儿，感到腰部和手足发麻，接着又感到全身起鸡皮疙瘩，同时，感到胸、腹部有压迫感，心跳加快，感到心慌，头部和脸面，也感到了发麻。先生停止了发功，这些感觉，也慢慢消失了。"石川博久激动地说："我要把我的感觉和三天来道家点穴法对我母亲的医疗效果，写信给日本的导引术研究会。"石川博敏博士，看到妻子石川幸子出现的良好医疗效果，表示衷心的感谢。

4月27日下午，我乘JL65班机返港。病人亲属满怀依依惜别的深情，一路送行到成田机场，他们有说不尽感谢话语，道不完的感激心声。他们频频鞠躬，连连致意。这由中华道家点穴和医学，凝结的中日友情，在动人心弦的握别中，激发了众人噙在眼眶中的泪花……5月16日，我接到石川博久发来的报告，报告说明：脑肿疡已消失二处，尚有的一处，已减少三分之二。

1993年8月13日，我应邀赴日本东京再次为石川幸子治疗癌症，此时肺癌已扩散，转移至淋巴、骨骼。在从香港飞往东京的航程中，我的脑海中反复思索着："第一次治疗的医疗效果为什么未能巩固呢？这号称'癌中杀手'的肺癌，用哪种医疗方法，会有较好的疗效呢？"

我乘坐CX504班机抵达日本成田机场后，石川博久携未婚妻前来迎接。路上石川博久简略介绍了他母亲的病情：石川优生为使母亲早日康复，于1993年5月份，让母亲入住日本国立癌中心，进行了化疗和放疗。治疗后，头发全部脱落、咳嗽、呕吐、面部及腿部浮肿，全身乏力和严重厌食等症状。石川博久有些颓丧地讲道："我母亲曾到相模原市，找到日本著名的命相家佐竹先生算命，先生表示，我母亲的寿命难以度过今年的十月份。"同时，日本国立癌中心的医生也认为石川幸子的寿命将至十月底。

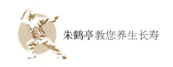

"我将要以中草药热敷为主,道家经络点穴法作为辅助治疗。"我话音刚落,石川博久诧异地"呀"了一声说:"真奇怪,佐竹先生曾说母亲的病,用亚洲出产的草药,敷在身上,会好的。你要用中草药给我母亲热敷,这和佐竹先生讲的话,又一致了。"石川博久兴奋地说:"我母亲的病,有希望好了。请你多关照,拜托啦。"

2. 二赴日本,白内障患者重见光明

我在 1989 年应邀往日本广岛讲授中医学、针灸学时,认识了日本著名的医学博士、药物学博士和田樱子。和田樱子的母亲是日本知名的诗人、剧作家,当年 80 多岁。老妇人患白内障,双目失明十多年了。长期以来,她双目都睁不开,即使睁开,也看不出光亮,更看不到景物。和田樱子本身是名医,着实没有办法替母亲治疗。

我怀着治治看的心情应诊,见到和田的母亲时,一副苍老的面孔,满头白发,双目紧闭,我随手拿起屋内的水果、小镜、书本测试她的视力,也用灯光的远近来测试她的反应,患者都摇头说:什么也看不到!

我在病人的足处点少阴经穴位、太阴经穴位。经过三次点穴治疗后,和田的母亲对光亮有了反应,初时可以看见微弱的光亮,渐渐地视觉,由模糊到清楚地看到了景物。老妇人激动地紧紧抱着我,谢了又谢,十多年的白内障重见光明了。

老妇人亲自提笔,写出盛赞中日友情,赞扬中华医术的诗句。广岛经过原子弹轰炸之后,几十年后已建成环境优美的城市,失明的老妇人再次见到这美丽的景色,无比激动地说:"我又见到了美丽的广岛。"

3. 三赴日本,瘫痪患者重新站立

日本的西医学是具有国际水平的,老一代的中国西医,不少是留学日本的,然而中医学亦大受日本人尊敬。

福田医院院长瘫痪在病床已有数年，西医医术对福田院长的病束手无策。福田夫人得知我会导引术点穴和针灸，恳请我给院长治疗。解人疾苦是医师的天职，但在日本医院治病，又感到为难。医不好，影响中华医学的威望。因一个躺了几年的瘫痪病人，妙手也难迅速回春。要治疗，医院的医学博士和医学专家们，是否会产生种种看法，因为面对的是医院院长瘫痪数年，研究病因，各位医师们都是高手，但我依旧决定拼力一搏，也好借此机会发扬中华医术。

在众位名医围观之下，我先用道家功法协调脏腑，再用针灸畅通脉络；继而用道家经络点穴法，理气活血，三管齐下，尽力而为。五天以来，大家像听课般地学习和记录笔记，并不断提问和拍摄治疗过程。五天之后，福田院长长期瘫痪的身体，见到能转身活动，他们认为简直是奇迹。众位日本医师们，更加兴奋。

又经连续治疗后，医院院长终于站立起来了，院长夫人万分感动，感激之情，溢于言表。治疗好病人是医师最大的满足，能够不负日本医学界对中华医术的期望，用中华医术战胜病魔，带给我无限的快慰与荣耀。

第四节
食物中药，中华国宝

中医药配方方剂，特别是世传秘方，是个深藏宝库。公元2世纪时，我国有位神奇般的医学家华佗，据陈寿《华佗传》所载，"又精方药，其疗疾，合汤不过数种，心解分剂，不复称量，煮熟便饮，语其节度，舍去辄愈。"流传至今，精华与杂芜并存，药理与无知兼容，难矣哉！中医药

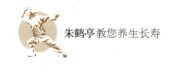

作为中医领域的精华,不仅仅带给了国人更多的健康,中国文化也为世界带来了福祉。

我家传的"五药",是秘方配药的一支精兵,由玄中子归纳、提炼,而又由我融会贯通。有必要补充一句,我五岁起按照"武医不分家"的道家传统,随父习武,背诵医书和秘方。

20世纪80年代的一位歌坛流行歌曲名歌星,精神疲惫,食欲不佳,求治于我。我拟方:黄精、炒白术、麦芽、神曲、桑葚子、山药、大枣(克数略去)。我对这位女歌星讲解了处方中包含的"君臣佐使,味味相成"的药理。黄精补气。又平和,气为血之帅,补气能补血,这是君药。炒白术健脾。加速运化,是臣药。君臣相配,着眼于健脾补气。麦芽是佐药,和胃,脾胃不分家,两者是表里关系,如同夫妻关系、姐妹关系、兄弟关系一样。神曲是使药,使君臣佐药发挥功能。桑葚子滋阴,患者是女性,主阴,这味药能补肾、补虚,加强君臣佐使的功能。而山药这味药,清热、滋阴、健脾、和胃,巩固以上几味药的药性,并补助以上几味药的不足。我讲了六味药的功能,又从"六"这个数字上加以发挥:"为什么选六味?六,六六大顺,六者为合,也就是道家所说的'五行六合'。"

"不是还有大枣?"女歌星问。

"是的。大枣补血,黄精补气,大枣、黄精,主气血二字,就是气血相交,头尾相交,相互作用。"我意犹未尽,"这副方子,有几个奥妙全部是食物药,没有任何副作用,贯穿阴阳相配的八卦原理。"我的拿手好戏,就是用变化无穷的食物药,使患者从病痛中解脱出来。

机缘巧合,还有一次我与保加利亚大使的疾病较量。

保加利亚驻中国特命全权大使顿切夫和他尊贵的夫人,多种慢性病长期缠身,有苦难言,求助西医诊治而始终未有好转。顿切夫大使有25年

第十一章　星星之火，可以燎原

的高血压病史，同时患有糖尿病，还有一些其他慢性疾病。大使夫人是血压偏低，肾功能不好，腹部积水，用手指按压肚子，就听到咕噜作响。

巧的是，顿切夫的老师，在保加利亚首都索菲亚得到过我的治疗，欣喜地把治病的照片和我其人其事写信告诉顿切夫，他希望他的学生，既然是驻中国的大使，应该了解中国医药学的神奇。

与他们第一次会面时，顿切夫夫妇急切地想亲眼检验一下我的功夫。虽然这一内心独白不会轻易地表露，这是人之常情。大使夫妇两人都有血压不正常的长年记录，一个偏高，一个偏低。他们俩把我请到官邸，特别表示了请求大夫为其治疗高血压的愿望。我微笑颔首。大使夫人拿出自备的血压测量仪。大使说他先来试。一测试，大使的血压是 180/110 毫米汞柱。我请顿切夫大使躺在床上，先行点穴。6 分钟后，一量血压，降为 121/79 毫米汞柱。顿切夫大使几乎是从床上蹦起来，嚷着："你真是世界上很难碰到的医生。"

第二天，大使亲自驾驶轿车到我住处，接我到保加利亚驻华使馆，以示尊重。这里有必要补充一个细节，我把大使血压降下的当晚，大使为了慎重，请使馆的保加利亚医生再量血压，120/80 毫米汞柱，仍然正常。这不能不说是一个奇迹，不吃药，不打针，高血压变成正常。本来大使要回索菲亚，为了让我治疗其他慢性病，大使决定把行程推迟一个星期。大使夫人也是又惊又喜。说："大使 25 年来没有这么好的血压。"

对付大使的血糖偏高，除了点穴，我拿出了食物中药的妙方。这剂药，全是市场上可以买到的蔬菜，其中没有珍贵价高的中药。高贵和平凡不是一成不变的。"旧时王谢堂前燕，飞入寻常百姓家"，这难道不是生活的哲理吗？！

高血压变为正常，这是一惊；高血糖又迅速下降，这是二惊。大使夫

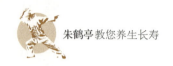

人的腹部积水,也采用包括食物中药在内的治疗方法,最终症状消失,这是第三惊。从此,顿切夫大使夫妇,经常派大使专车请我到大使官邸,用他们不太纯熟的中文,请教有关治病、保健的道家养生学问。因为他们深知,健康是人生的第一财富,也是人生的第一幸福。

中医方剂本有纯中药(人参、党参、当归之类)和食物药(枣、黄豆、红豆、桂圆之类)之分。道家医术,包括其中的秘方,更强调食物药的效用,认为无论治病、防病、养生、益寿,食物药的价值比单纯吃药大,有百利而无一弊。食物药,推而广之,食补处方,其实用价值和推广价值不可估量,相当多的人至今并未认识其中奥妙。

不妨略举数例,以开眼界:遗尿,此病并不严重,但也相当烦人。用黑豆、桑葚、大米配伍,用一定方法做成粥和汤,可以治愈。肝炎,可用薏米、红枣、桑葚配伍来配合治疗。

中国的食物药,道家的食物药,我的食物药,同西医的用药和医技不同,西医擅长的是使用抗生素和激素,开刀动手术,这是大家熟悉的。哪样更好,不能妄下结论,让实践去做判断吧!

第五节
中医是中国的,又是世界的

中国人的胸襟和气度往往卓尔不凡,我的道家养生之法以及点穴之术在世界范围内掀起一朵浪花,这也是一种荣耀。

1984年盛夏,一项国际游泳邀请赛在我国南方某大城市举行。浪里白条,出水芙蓉,碧波嬉戏,好不热闹。来自前游泳王国——美国的健儿们更是引人注目。奇妙的是，各有各的注目所向。美国游泳代表队的队医，一名博士，在这里发现了新大陆。他通过翻译，一再接近我，一会儿拍照录像，一会儿提问索答。我当时是被八一游泳队邀请来的。我采用了一套既来自传统又十分新颖的方法提高运动员的体能，消除他们的疲劳……

运动员的过度疲劳，特别是在高强度训练的情况下，如一定期限不能恢复，其后果十分严重。稍有不慎，会毁掉一个优秀运动员的前程。我到八一游泳队不久，一个当时不到 15 岁的女游泳运动员金怡，因过度疲劳而处于"报废"的边缘。金怡，本来是颗希望之星，她 12 岁时就打破了民主德国同年的国家记录。民主德国的 200 米蝶泳国家记录为 2 分 25 秒 7，而金怡为 2 分 24 秒 1。1500 米自由泳，她破了全国纪录。谁想到，作为全国八名游泳健将之一的金怡，因训练过度而体能迟迟不能恢复正常。

我接受了恢复金怡体能的重担，采取了独特的方法：晨起，金怡练外动功；入睡前练内养功。菜谱，我亲自写下，还服用特制的饮料。每天还用点穴治疗。不久，金怡疲劳消失，在成都一次游泳表演赛中平了全国纪录。八一游泳队队长王者兴和教练陈新利惊喜之至，因为他们亲眼看到好几个十分有希望的运动员因过度疲劳不能消除而含泪退出了体坛。

消除疲劳，提高兴奋状态，是运动训练中的重大课题。例如游泳比赛，赛前跃入泳池前的准备活动，我教授的方法更为奇特。按惯例，如同田径运动员赛前要绕场跑几圈一样，游泳运动员也要入水游几个来回，目的是使心脏和全身其他各种机能进入激烈搏斗的准备状态，用科学手段测试，可以得知运动员的心率和脉搏频率上升情况。我采用导引术、点穴，运动员只需站立原地练功，使心率和脉搏频率迅速上升，这就免除了准备活动中体能的白白耗费。养精蓄锐，就在于此。

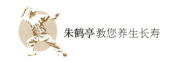

美国医学博士和我交谈,要求派助手跟随学习,被我婉言谢绝。中国体育科研工作者的注目所在是美国医学博士,看他如何为获得奥林匹克运动会金牌的美国游泳健儿保健的。他们出动了二十多人,既热情,又谦恭,围着美国博士,无微不至。当然这也是十分必要的。我目睹此情此景,不免有所感慨。美国专家崇拜我国传统医学和保健术,中国专家崇拜西方现代医学和保健术,各有所好。

1985年,有7万名日本医生使用中草药或针灸作为西医疗法的补充。同年,联邦德国成立了"中国传统医学研究院",成员已有100多人。为庆祝这一研究院成立而举行的中医学术会议,共有来自荷兰、瑞士、奥地利、法国等国的100多名代表出席。

热心中医的"洋大夫"越来越多。

一位美国合众国际社的记者詹姆斯·所罗门,不久前采访了这一专题之后写了一篇题为《中医在西方开始受欢迎》的报道。这位记者写道:"两千多年来,中国人一直在用奇异的草药和动物的某些器官治疗某种疾病。过去几乎没有哪个西方人认真看待这件事。最近,有一些在西方受过训练的医生和科学家已经开始研究和使用中国传统医学,他们希望它能治好一些重症和不治之症……中国传统医学所以在西方越来越受欢迎,主要是因为它有疗效。"

不是说中医不需要总结、研究和提高,不是说西医没有疗效和强点,而是要认识中国传统医学的指导思想、基本理论以及众多的秘方、验方、偏方。这是一个等待理解、等待开发、等待整理的人类科学宝库。它的精华在于它是不同于西方医疗体系的另一个完整的体系,在于它能治愈一些西方现代医学手段难于治愈或不能治愈的病症。

一位来自印度尼西亚的华裔吴老太太,80多岁高龄,多年来患类风湿，膝盖关节肿大，疼得难以站立、走动。她由女儿陪同来北京治病，有幸找到了我。连续治疗5天，点穴配以穴位中药注射，竟然病痛全部消失。她兴高采烈，邀我同游西郊碧云寺，也为了显示她的行动能力。吴老太太送以巨款，我婉谢，分文不取。吴家母女先是惊愕，后是敬佩。回国后，吴老太太赠送日本超豪华无级变速轿车两辆，理由是便于我搞科研和出外治病之用。

日本东京药科大学一位著名讲师曾在日本《世界周报》上题写《让中国医学进入日本千家万户》的文章。他写到，"在日本，由于健康保险制度的发达，人们使用抗生素和激素，做大手术，使用各种电子医疗器械治疗疾病。这种技术上的进步固然很好。但是，另一方面，日本的医学已成为重视器材和重视化验检查的医学。不知不觉地，治病也如同检修汽车，把人当成了机器。所以，在不少情况下，即使患者对医生讲了许多自觉症状，但如果化验正常，就会被认为是心理作用。可是，当化验真的有了严重问题时，这个人也早已病入膏肓了。而中医则不同，当你出现眼睛疲劳，肌肉酸疼，腿肚抽筋，心烦意乱，失眠多梦，指甲脆弱等一系列症状时，中医就会从怀疑肝功能有问题着手治疗……"这位日本人的论点和观点，是有启示性的。

近年来，随着中医的普及，中医药文化逐渐走向世界，在全球范围内掀起了一股"中医热"，很多外国学者背起行囊，来到中国学习那高深莫测又通俗易懂的中医文化。我心甚慰！

高山仰止，景行行止
——专访耄耋之年玄学高人朱鹤亭

一个人能看多远，不在于眼睛；一个人能走多长，不在于腿脚；一个人能站得多高，不在于身材；一个人能活得多久，不在于年龄。情怀决定视野、胸襟决定疆域、境界决定高度、思想决定流长。今天我们有幸采访到的就是这样一位高人，既能看得很宽，又能走得很远，高山仰止景行行止，朱鹤亭以耄耋之年依然深具情怀，沉淀出自己百年的智慧，力图为中华文化的传播贡献出自己最大的力量。

玄学世家，出身名门

朱鹤亭，道号玄鹤子，香港著名武术气功名家，中医学者，出身于玄学世家。父亲是著名的崂山道人玄中子，母亲是佛教长老和居士。朱鹤亭一生所学得益于家庭的影响，幼时家中有一百多位食客，其中不乏研究医学、练武、儒家思想、哲学的大家，出于感激，他们在离开之前纷纷将毕生绝技传给他的父亲，父亲又用了七年时间拜访名医名师学技艺，创立了自家的理论。朱鹤亭从小耳濡目染受益匪浅，加上多年的刻苦钻研，终于学贯中西、博通古今、名达四海，传承了祖上衣钵。

可以说家族的影响，特别是父亲对朱鹤亭的影响特别大，朱鹤

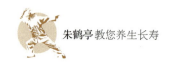

亭之父玄中子，是当时的青岛巨商、商会会长，著名的崂山道长，可是最让朱家认可的称谓是朱大善人，采访中，朱鹤亭长老念念不忘父亲。

朱鹤亭祖籍山东青岛，冬天特别冷，父亲每年冬天都会施舍棉衣棉裤给穷苦人家，夏天则会搭建茶亭，供辛苦人喝茶。朱家以中医传世，治病救人四季施舍药材，更加难能可贵的是，朱家是当地大户，有钱有势，父亲玄中子却一生不穿绫罗绸缎，不坐黄包车人力车。而且父亲笃尽孝道，进步时，祖母没有吃过的，父亲一律不吃，甚至跪听祖母训话。父亲武艺高强，但是从不恃强凌弱，而行善积德，广得人心。父亲临终之前对朱鹤亭谆谆教导："家有万贯不过日食三餐，广厦三千不过夜眠八尺，人的一生到临终的时候，唯一能带到黄泉的是亲属的泪别，亲朋的默哀。为人上敬父母，中爱社稷国家，下积德于民，不要太在乎利益，多行仁义之事。"一席话对朱鹤亭影响特别大。

朱鹤亭六岁便跟随秀才、举人研习四书五经。家中供养食客百名，其中不乏三教九流，儒、释、道、风水、易经等等民间高手，加上父亲的言传身教，在浓重的传统文化氛围中，在幼年的朱鹤亭心中种下了侠义、仁爱、行善、忠孝的传统文化种子。

博采众家之长，融会贯通成就一家之言

朱鹤亭出身于宗教家庭，父亲道家、母亲佛家，加上供养食客杂家百名。朱鹤亭经过多年的积累沉淀，博采众家之长融会贯通诸子百家的理论，形成了自己的中华传统文化理论。

特别是对宗教这一块，世人往往信佛、信仙、信主，朱鹤亭却有自己独到的看法，"世人信教，大多是迷信盲从，不问苍生问鬼神，更有甚者追求升仙成佛，他则认为宗教是一种文化，我们信教，应该是智信，是信这种文化，历史悠久的宗教经过几千年的传承，其智慧和哲理才是真正指导人生方向的宝藏。"基于这种文化理念，朱长老曾经被媒体冠以世内高人的称谓。采访中，朱鹤亭长老含笑表示："世内可以接受，高人不敢当！"

所谓世内，朱鹤亭是修道之人，一身道服，仙风道骨，却不像一般隐士笑傲山林之间修习吐气归真之术，梦想升仙成佛，而是在耄耋之年，依然不辞辛劳，热心公益事业，对中国传统文化进行整理及传播，没有脱离社会，也没有脱离现实，因此可称世内。

所谓高人，朱鹤亭长老则极不认可，"大师不是随便叫的，现在大师遍地，刚会画画写字就称大师，把中国文化都拉低了，所谓大师应该是某领域的佼佼者、理想抱负境界高于常人的，现在世上有几个可以达到这个标准？"因此每当别人叫朱鹤亭大师，朱长老都会谦虚的极力否认，朱长老表示："我是一个什么样的人，我有自知之明，不是大师，更不是神，是人，如果说我还有点成就的话，我认为我只是一个愿意学习的学者。"

长老论道

朱鹤亭长老虽然是道家打扮，实则儒、释、道兼通，对中国传统文化研究精深，短短数句话总结出儒、释、道文化的精髓。

儒家推崇的忠孝礼义廉耻，在中国文化里面影响非常大，受其父亲影响，朱鹤亭长老尤其重视孝道，并将孝道推广开来讲，表现为首先上敬父母、第二忠于国家，第三对朋友讲道义。朱鹤亭长老知行合一，严格践行

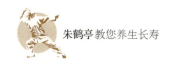

儒家思想,百善孝为先,一个不孝之人,绝不可能对朋友至忠至诚,因此绝不结交不孝之人。

佛家的观点就是大慈大悲,普度众生,佛在我心,众生皆是佛。"为什么佛教在中国发展很快?因为从社会心理学的角度来说,只要佛在我心,我就是佛,易于推广,而且佛家讲究轮回转世,因果关系,我做好事就会有好报,下辈子也会有福报,符合大众的心理。"

道家思想被朱鹤亭长老总结为"道法自然,无为而治"。朱长老说道:"道家思想,无为而治,无为而无不为。事情可以做也可以不做,道法自然,顺服自然,不顺服自然你强求都不行,所以道家的核心思想是无为而治,道法自然,上善若水。"

道家思想对朱鹤亭长老影响非常大,养生之道也成为朱长老一生的专研领域。

广义养生论

朱长老每天只睡四个小时,而且每天著书立说,讲课教学异常忙碌,然而满面红光,神采奕奕,演示武艺时,耄耋之年依然步履轻盈,出手如风,令人惊叹。

朱鹤亭长老是养生领域的泰山北斗,前期讲养生之道,随着领悟的进一步深入,到后来突破格局,首提"生养之道",将养生升华到人生格局的高度。

养生之道,首在强调养,后再强调生。而"生养之道"不同,首先就重在对生命的认识与尊重。"人怎么活在世界上,怎么在生活中体验人生,在历程当中体验人生,如何面对生命?这些是我们首先要解决的问题，很多人不尊重生命，对其认识不正确，比如贪官污吏，强盗恶霸，即使再有钱，最后进了监狱，还怎么养？因此我们首先要树立正确的生命观，正确的人生观，才能来谈养。"朱长老认为这才是他的养生之道基础。

因此，在多年的行医及养生实践中，朱鹤亭长老首重思想的健康，侠义、仁爱、行善、忠孝等理念不仅仅是一种品德，更能滋养身体，那种由内而外的滋养不是外在的养生能弥补的。

道家的养生哲学里面非常看重房中术，朱鹤亭长老认为世人有误解，其实健康的房中术更加看重精神层面的交流，甚至认为养生学应该从男女相爱开始，"夫妻之间，往往以这是我先生、这是我太太介绍，其实，许多夫妻婚前生长在不同的环境中，一位姓张、一位姓王，他喜欢吃素，你喜欢吃荤，一位是基督教徒，一位是佛教徒，彼此都是独立的人格，怎么能以'我的'自居？因此养生学要重视爱情，在爱情当中养生，相互尊重，利益共享，困难共当，家庭和睦。这是养生的开始。"

夫妻之间结合后，对于下一代来说，怀胎九月就是最关键的养生，除了正常的营养摄入外，母亲的心情性情都要注意，在孩子成长过程中，注重"家庭培养观念，学校培养理念，社会培养信念，处世观、人生观、价值观，伦理教育、文化教育、善恶教育等方面正确引导都是养生，缺一不可，因此养生包含领域非常广，养生之道，既要养人，也要养心，还要养性，信念、理念，做人做事的道理都包含在养生里面，并非吃喝疗养这么简单。"

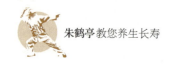

企业家境界

朱鹤亭长老曾三次受李嘉诚之邀赴宴,每次都有不一样的故事,第一次是朱鹤亭长老刚到香港定居的时候,李嘉诚邀请赴宴,说不管是大陆人,还是香港人,我们中国人都要努力、刻苦、奋斗,要保持这些品格。第二次朱鹤亭长老受李嘉诚邀请,他看到李嘉诚戴的是一块电子表,李嘉诚就解释说自己不戴名表,不管是电子表还是名表不过都是看时间的,有什么区别呢?第三次赴宴,朱鹤亭长老看到李嘉诚的西装开了线,李嘉诚依然风趣地表示,不过是开了一点线,依然可以穿。

三次会面,让朱鹤亭长老印象深刻,这么一位富可敌国的企业家,却如此朴素,将中国人的传统品格继承得如此之好。

朱鹤亭长老也是经常与社会名流、各界企业家、政治家接触,并对企业家群体有自己独到的看法。

一般的企业家以赚钱为主,讲利益,这本来没什么不对,但是如果没有义而讲利,缺乏道德的约束,私心大了就会变得贪心,贪心大了就会变成无良之人,所以在中国出现各种造假,就是因为都以利为先,追求利益,然而受父亲的影响,朱鹤亭长老说:"好的商人不仅要讲利益,更要讲义,把义放前面,当一个企业家为老百姓、为民族、为国家着想的时候,以义为先,实际上财富都是顺带的。商人有五种:奸商,儒商,佛商,哲商,道商,最不可为的就是奸商。"

著作等身,心怀梦想

如今的朱鹤亭长老已经出版了五十多本专著,可谓著作等身,然而仍然笔耕不辍，日前，沉淀自家百年的智慧，朱长老毫无保留地将自己家传的近百个中医方子整理成书，面向社会公开发表，可谓造福亿万民众。

问及朱鹤亭长老的梦想，这位耄耋老人表示依然将以自己最大的决心去推动儒、释、道等中国传统文化的弘扬。

所谓高人，不就是情怀大爱的奉献者吗？

选自《淄博周刊》

后记：让生命绵绵不息

人生在世，谁不求无病无疾？耄耋之年，谁不求益寿延年？然，此心可得乎？我认为，可得！当有此生无疾之心，当有寿至百岁之愿。这是"争"！争什么？看自己家中金钱堆积如山？看自己房屋几十套？看自己车库豪车落满灰尘？不是！要在健康、家庭、事业上去不断追求，要让自己家人身体健康，要让自己老当益壮，要让自己孩子学业有成，这才是真正的争，这是"非常道"。

在对待疾病、对待生命方面，我们也要"不争"。生病时、年老时，我们是弱者，要"以弱胜强""以柔克刚"。要有让身体康健的思想，这是对父母、夫妻、子孙的一种负责。所以，我们要去认识疾病，了解更多的健康知识，尤其是中医药知识。譬如癌症，对大部分人来讲，亦是"绝症"，但对少部分人来讲，却是新的开始，重新思考生活，重新认识生命。站在自身角度来思考，为何我会患此重疾？癌症从何而来、如何而去？在配合医生治疗的同时，本人如何激发身体的免疫系统，让自己正气存内、邪不可干？把该丢掉的丢掉，该舍弃的舍弃，这才是真正的"不争"！然后集中精力去和疾病战斗，想象自己如涓涓细流，虽小而绵绵不断，终归大海；想象自己如崖缝水滴，终将穿石。

这才是生命，有意识的生命，绵绵不息的生命！

朱鹤亭

2019年8月1日

图书在版编目（CIP）数据

朱鹤亭教您养生长寿 / 朱鹤亭著；杜杰慧编 . —
北京：中医古籍出版社，2020.1（2020.2 重印）
ISBN 978-7-5152-1958-5

Ⅰ. ①朱⋯　Ⅱ. ①朱⋯　②杜⋯　Ⅲ. ①养生 (中医) —基本知识　②长寿—保健—基本知识　Ⅳ. ① R212 ② R161.7

中国版本图书馆 CIP 数据核字（2019）第 272594 号

朱鹤亭教您养生长寿

朱鹤亭著　杜杰慧编

责任编辑	刘　婷
封面设计	谢定莹
出版发行	中医古籍出版社
社　　址	北京东直门内南小街 16 号（100700）
电　　话	010-64089446（总编室）　010-64002949（发行部）
网　　址	www.zhongyiguji.com.cn
印　　刷	北京博图彩色印刷有限公司
开　　本	710mm×1000mm　1/16
印　　张	15.25　彩插 1
字　　数	200 千字
版　　次	2020 年 1 月第 1 版　2020 年 2 月第 2 次印刷
书　　号	ISBN 978-7-5152-1958-5
定　　价	68.00 元